"六一健康快车"项目专家委员会
北京胡亚美儿童医学研究院　组编

儿童心理障碍防治丛书
总主编　郑　毅

# 儿童多动症

看看专家怎么说

主　编◎杜亚松　韩新民

U0297339

中国健康传媒集团
中国医药科技出版社

# 内 容 提 要

本书共分认识儿童多动症、预防儿童多动症、治疗儿童多动症、照料儿童多动症四部分，介绍了儿童多动症的基本知识、防治方法和干预措施，并从中医药学和西医学的不同侧面详细描述了儿童多动症的研究进展、症状表现、诊断、治疗及辨证施治的特色和优势。本书内容通俗易懂，深入浅出，希望家长、老师和临床医师通过阅读本书，能够树立信心，努力做到早发现、早治疗，帮助孩子健康成长。

**图书在版编目（CIP）数据**

儿童多动症　看看专家怎么说 / 杜亚松，韩新民主编 . —北京：中国医药科技出版社，2019.6

（儿童心理障碍防治丛书）

ISBN 978-7-5214-1085-3

Ⅰ.①儿⋯　Ⅱ.①杜⋯②韩⋯　Ⅲ.①儿童多动症—防治　Ⅳ.① R748

中国版本图书馆 CIP 数据核字（2019）第 068374 号

**美术编辑**　陈君杞
**版式设计**　南博文化

出版　**中国健康传媒集团** | 中国医药科技出版社
地址　北京市海淀区文慧园北路甲 22 号
邮编　100082
电话　发行：010-62227427　邮购：010-62236938
网址　www.cmstp.com
规格　710×1000mm $\frac{1}{16}$
印张　8
字数　96 千字
版次　2019 年 6 月第 1 版
印次　2021 年 10 月第 3 次印刷
印刷　三河市万龙印装有限公司
经销　全国各地新华书店
书号　ISBN 978-7-5214-1085-3
定价　**45.00 元**

获取新书信息、投稿、为图书纠错，请扫码联系我们。

关注儿童心理健康
促进儿童全面发展

顾秀莲 二〇一九年三月二十日

第十届全国人大常委会副委员长、中国关心下一代
工作委员会主任顾秀莲题词

# 丛书编委会

总　主　编　郑　毅（北京安定医院）

执行总主编　王廷礼（北京胡亚美儿童医学研究院）

编　　　委　（以姓氏笔画为序）

　　　　　　王书荃（中国教育科学研究院）

　　　　　　古桂雄（苏州大学附属儿童医院）

　　　　　　刘　靖（北京大学第六医院）

　　　　　　刘振寰（广州中医药大学附属南海妇产儿童医院）

　　　　　　杜亚松（上海交通大学医学院附属精神卫生中心）

　　　　　　陈飞龙（上海六一儿童医院）

　　　　　　罗学荣（中南大学湘雅二医院）

　　　　　　柯晓燕（南京医科大学附属脑科医院）

　　　　　　高文斌（中国科学院心理研究所）

　　　　　　崔永华（北京儿童医院）

　　　　　　韩新民（江苏省中医院）

学术秘书　周玉明（北京安定医院）

策　　　划　郎亚龙（中国关心下一代工作委员会事业发展中心）

　　　　　　梅　建（中国心理学会心理学标准与服务研究委员会）

统　　　筹　李雷刚（中国关工委事业发展中心"六一健康快车"项目办公室）

　　　　　　陈飞扬（中国关工委事业发展中心"六一健康快车"项目办公室）

工作人员　张　晨　侯晓菊　韩秀兰

# 本书编委会

········●●●········

主　　编　杜亚松　韩新民

编　　委（以姓氏笔画为序）

尹学兵　吕　梅　刘　乐　刘　漪
江文庆　孙金磊　杜亚松　李　焱
李梦瑶　陈　静　范　娟　赵志民
袁　松　钱　昀　高武红　栾风焕
黄彦科　韩晶晶　韩新民　雷　爽

学术秘书　栾风焕

# 序

儿童是家庭的希望、祖国的未来。国家发展，人民幸福，端赖亿万百姓身心健康，尤其是儿童的身心健康。儿童健康，特别是儿童心理健康事关实现中华强国之梦。

党中央、国务院高度重视儿童的心理健康问题，特别是党的十八大以来，把儿童心理健康作为一项国家战略，做出了全面和系统部署。习近平总书记2016年3月在中央全面深化改革领导小组第二十二次会议上，讨论《关于加强儿童医疗卫生服务改革与发展的意见》时强调"儿童健康事关家庭幸福与民族未来"。在党的十九大报告中，习总书记语重心长地讲到"加强社会心理服务体系建设，培育自尊自信、理性平和、积极向上的社会心态。"

为全面落实党和国家关于儿童心理健康战略，在中国关心下一代工作委员会事业发展中心"六一健康快车"项目专家委员会的组织下，由北京安定医院郑毅教授力邀全国从事儿童心理障碍咨询、评估、诊疗、康复一线的100多位专家，编撰了《儿童心理障碍防治丛书》。这套丛书是在各位专家多年临床经验的基础上，将儿童心理发展规律、家庭对儿童心理发展的影响、儿童心理障碍的表现、诊断与治疗等等一一道来。该书言简意赅，内容通俗易懂，融知识性与科学性为一体，既适用于基层医务人员，又适用于患儿家长，是普及儿童心理健康知识的一套难得的优秀科普类读物。

原国家卫生计生委副主任
中国医药卫生文化协会会长　陈啸宏

2019年5月于北京

# 前　言

心理健康是衡量儿童健康的重要指标，是世界卫生组织提倡的"全面健康理念"的核心。特别是儿童心理健康，是"实施健康中国战略"的基础，是全生命周期健康管理的根基。

据2015年《中国儿童青少年心理健康问题的现状》中强调："在刚刚迈进新世纪之时，回顾上一世纪医学的发展，我们欣喜地看到医学在战胜躯体疾病方面所取得的成就，但我们也痛心地看到精神/心理障碍给人们带来的痛苦、给社会发展和进步造成的阻碍并未得到有效地扼制，精神障碍和自杀已占到中国疾病总体负担的第一位。心理健康受人们重视的程度是与社会的发达程度相关联的。一般来说，社会的发展程度越高，人们所承受的压力越大，心理健康问题越突出。经过二十余年的改革开放，中国在经济建设方面取得了令世人瞩目的成就，人民生活水平已有很大改观。但相应地，人们所承受的心理压力愈来愈大，心理问题越来越多。"

"中国大陆18岁以下未成年人约有3.67亿人，据保守估计，患有各类学习、情绪、行为障碍者约有3000万人。其中，中、小学生心理障碍患病率为21.6%~32.0%，突出表现为人际关系、情绪稳定性和学习适应方面的问题。仅常见的儿童注意缺陷多动障碍的患病率即为5.07%±1.70%，其中北京为5.7%、湖南为6.0%，据估计有30%会发展为成人注意缺陷多动障碍；阅读障碍的患病率在北京为2.9%、湖南为3.3%。大学生中，16.0%~25.4%有心理障碍，以焦虑不安、恐怖、神经衰弱、强迫症状和抑郁情绪为主。根据北京大学精神卫生研究所对北京16所大学学生10年中辍学原因的分析，1982年以前主要为传染性疾病，而1982年以后则以精神障碍为主。并且，心理问题有上升的趋势。如北京大学精神卫生研究所的研究表明：1984年北京地区儿童行为问题患病率为8.3%，1993年为10.9%，1998年全国十二城市的儿童行为问题患病率为13.4%，2002年北京中关村地区部分重点小学儿童行为问题患病率为18.2%，并且主要以焦虑、抑郁等神经症行为的增多为主。"

党中央、国务院十分重视儿童心理健康。2012年，党的十八大提出"健康是促进人的全面发展的必然要求"。

习近平总书记在2016年全国卫生与健康大会上指出："没有全民健康，就没有全面小康。要把人民健康放在优先发展的战略地位……要重视少年儿童健康，全面加强幼儿园、中小学的卫生与健康工作，加强健康知识宣传力度，提高学生主动防病意识……要加大心理健康问题基础性研究，做好心理健康知识和心理疾病科普工作，规范发展心理治疗、心理咨询等心理健康服务。"党的十九大报告中指出："100%精神专科医院设立心理门诊，40%二级以上综合医院开设心理门诊。培育发展一批社会心理服务专业机构，为大众提供专业化、规范化的心理健康服务。"

2016年8月，中共中央、国务院在印发的《"健康中国2030"规划纲要》中指出："加强心理健康服务体系建设和规范化管理。加大全民心理健康科普宣传力度，提升心理健康素养。加强对抑郁症、焦虑症等常见精神障碍和心理行为问题的干预，加大对重点人群心理问题早期发现和及时干预力度。加强严重精神障碍患者报告登记和救治救助管理。全面推进精神障碍社区康复服务。提高突发事件心理危机的干预能力和水平。到2030年，常见精神障碍防治和心理行为问题识别干预水平显著提高。"

2016年12月，国家卫生计生委、中宣部等22个部门联合发布了《关于加强心理健康服务的指导意见》，强调："全面加强儿童青少年心理健康教育。学前教育机构应当关注和满足儿童心理发展需要，保持儿童积极的情绪状态，让儿童感受到尊重和接纳。特殊教育机构要针对学生身心特点开展心理健康教育，注重培养学生自尊、自信、自强、自立的心理品质。中小学校要重视学生的心理健康教育，培养积极乐观、健康向上的心理品质，促进学生身心可持续发展。高等院校要积极开设心理健康教育课程，开展心理健康教育活动；重视提升大学生的心理调适能力，保持良好的适应能力，重视自杀预防，开展心理危机干预。共青团等组织要与学校、家庭、社会携手，开展'培育积极的心理品质，培养良好的行为习惯'的心理健康促进活动，提高学生自我情绪调适能力，尤其要关心留守儿童、流动儿童心理健康，为遭受学生欺凌和校园暴力、家庭暴力、性侵犯等儿童青少年提供及时的心理创伤干预。"

2018年12月，为贯彻落实党的十九大精神，国家卫生健康委员会等10部委，联合发布了《关于印发全国社会心理服务体系建设试点工作方案的通知》，提出了"为大众提供专业化、规范化的心理健康服务"的要求。

党中央、国务院从健康中国建设大局着眼，将儿童心理健康作为一项国家战略，做出了全面谋划与系统部署。我们从事儿童心理障碍防治的工作人员，为了响应党与政府的号召，践行儿童心理健康战略，提高基层医疗保健机构儿科、儿童保健科、心理咨询专业人员对儿童心理障碍的早发现、早诊疗、早干预水平；让患儿家长对儿童心理障碍有一个正确认识，配合专业机构做好规范化治疗、干预及家庭康复。在中国关心下一代工作委员会事业中心"六一健康快车"项目专家委员会的统一组织下，由北京安定医院郑毅教授担任总主编，从2016年4月开始谋划《儿童心理障碍防治丛书》的编写工作，撰写编写大纲，确定编撰内容，商榷分册主编，力邀全国100多位从事儿童心理障碍防治专家(包括西医精神科、发育行为科、儿童保健科、中医儿科、儿童特殊教授等)，于同年6月中旬在成都召开了第一次编写会，并提出了如下编写要求。

观点鲜明，通俗易懂，深入浅出，图文并茂；融科学性、知识性与趣味性于一体；既有指导性，又有服务性。

**一是科学性**

科学性是这套科普丛书创作的生命。即内容正确，数据、引文、用词准确；所论述的科普知识、技术和方法准确无误；要让读者了解准确的、可信的、有价值的儿童心理障碍疾病早期表现，并能得到及时、有效、规范的诊疗信息以及多学科(医疗、心理、教育、社会、康复、家庭)综合防治方法。

**二是可读性**

可读性是这套丛书创作与出版的价值。首先要有一个吸引读者眼球的书名与目录，才会引导读者去阅读全书的内容。其次雅俗共赏，通俗是科普写作最基本、也是最重要的要求，内容通俗易懂，贴近基层医生与家长；写作方法深入浅出；少用专业术语；化抽象为具体；雅致是要给读者一个轻松的阅读环境，即有雅兴的"轻阅读"。再就是在写作形式上要尽量新颖，增加人文关怀内容，典型的案例或故事最容易抓住读者的眼球，激发读者的阅读兴趣。

**三是实用性**

实用性是这套丛书创作的先决条件。鉴于这套丛书的读者为基层医生与患儿家长，其实用性就更为重要。

1. 要看得懂。少讲大道理，多讲行之有效的实用方法；少用医学术语，尽量用较通俗的语言进行创作。

2. 要用得上。力求每一本书的基本内容用得上，思维方法用得上，操作技术用得上。

3. 突出多学科综合干预。作者要结合自己所从事的专业工作，将中西医诊疗方法（西医的诊断、评估、药物治疗；中医的辨证论治、推拿、外治、药膳食疗）、心理咨询、康复训练、家庭康复指导等经验展示给读者。

第一次编写会后，8个分册的编者，历经3年的辛苦耕耘，全部完成了《儿童心理障碍防治丛书》的编撰任务。具体分册为：

《儿童心理障碍 看看专家怎么说》，为全书的主干内容，本书详细介绍了不同年龄阶段的儿童心理发展规律和特点，儿童心理健康的影响因素，如何为孩子心理健康发展提供良好的环境。结合实际案例介绍了儿童青少年心理问题及障碍的早期表现，当孩子出现心理问题时家长和老师等该如何正确处理。

《儿童多动症 看看专家怎么说》，本书共分认识儿童多动症、预防儿童多动症、治疗儿童多动症、照料儿童多动症四部分，介绍了儿童多动症的基本知识、防治方法和干预措施，并从中医药学和西医学的不同侧面详细描述了儿童多动症的研究进展、症状表现、诊断、治疗及辨证施治的特色和优势。

《儿童抽动症　看看专家怎么说》，本书从中西医结合的角度，介绍了抽动症这一常见慢性神经精神障碍的病因、病理生理机制、临床表现到治疗、康复和预后等每个环节的最新进展，同时重点介绍了家长护理的技巧和方法。

《孤独症和阿斯伯格综合征　看看专家怎么说》，本书介绍了儿童孤独症和阿斯伯格综合征的表现、发病原因以及治疗干预方法，并着重讲解了专业康复与家庭康复的方法、技能与注意事项。

《儿童情绪障碍　看看专家怎么说》，本书分为焦虑障碍与抑郁障碍两篇，重点介绍了每种疾病的概念、流行病学、临床常见的表现（西医常见的症状和中医的证候辨识）、导致该疾病发生的因素、对患儿影响、疾病的识别和诊断、中西治疗方法和家庭康复治疗等内容，而且每一类疾病均附有案例。

《儿童进食与排泄障碍　看看专家怎么说》，"进食障碍"讲了神经性厌食症、贪食症、异食症、儿童肥胖症；"排泄障碍"讲了遗尿症和遗粪症。书中重点从中西医两个方面来阐述这6种疾病的概念、临床表现、疾病形成的影响因素、对患儿的不良影响、如何进行辨识与诊断，以及常用的中西医治疗方法和疾病预防方法。

《儿童智力障碍　看看专家怎么说》，本书全方位地介绍儿童智力障碍的发病原因、临床表现、诊断与鉴别、中西医治疗方法，强调了家庭康复的重要性，并介绍了家庭康复方法。

《儿童上网　看看专家怎么说》，本书以儿童接触网络的5个阶段为主线，介绍了网络游戏的特点以及网络成瘾的原理，同时结合儿童期各个阶段的心理发展规律，分阶段有重点地给出了介入和指导儿童上网的建议，旨在助力儿童养成良好的网络行为。

在这套丛书的编写过程中，得到了世界医疗网、上海六一儿童医院的大力支持，在此表示衷心感谢！

各分册主编及绝大多数编者都工作在繁忙的临床、科研、教学一线，为了儿童的心理健康，挤出有限的休息时间来承担编写任务，难能可贵，在此一并表示由衷的感谢！

由于编写时间紧迫，加之多动症、抽动症、孤独症等病因尚不十分明确，以及医学知识不断更新，书中可能存在不尽人意之处，真诚地请各位专家、读者朋友多提宝贵意见。

总主编　郑　毅

执行总主编　王廷礼

2019年5月

# 编写说明

"十一五"期间，国家中医药管理局确定的中医药优势病种病名，将注意力缺陷多动症病名确定为"儿童多动症"。2011年，由国家中医药管理局发布的中医临床路径的第二批病种，确定了"儿童多动症"病名。2014年，由国家中医药管理局立项，中华中医药学会负责的中医药标准制修订项目，亦用了"儿童多动症"的病名。因此本书亦沿用"儿童多动症"病名。

据流行病学调查统计显示，我国学龄儿童多动症患病率为3%～5%。而据专家介绍，我国多动症患儿的就诊率却不足1%。对儿童多动症的社会认知度低、专职医生的匮乏和治疗不规范，使得患儿预后情况也不理想。因此，为了普及儿童多动症的知识，我们组织相关领域专家编写了本书。

本书作为"儿童心理障碍防治丛书"中的一个分册，是适合大众阅读的一本科普书籍，为大众提供关于儿童多动症的基本知识、防治方法和干预措施。全书分别从中医药学和西医学的不同侧面介绍了儿童多动症的研究进展、症状表现、诊断、治疗及辨证施治的特色和优势，体现出儿童多动症在儿童心理卫生领域中是值得关注的问题，需要临床医生、学校老师及家长共同携手去解决问题。

作者在撰写本书过程中，坚持如下的基本原则。

科学性：科学性是本书的生命。内容、数据、引文用词准确；所论述的科普知识、技术和方法准确无误；让读者获取准确的、可信的、有价值的儿童心理障碍早期发现的方法，并能得到及时、有效、规范的诊疗信息和多学科综合防治方法。

可读性：可读性是本书出版的价值。本书内容通俗易懂，贴近基层医生和家长；写作深入浅出，化抽象为具体，达到有雅兴的"轻阅读"；写作形式新颖，设有专家提醒板块。

实用性：实用性是创作该书的先决条件。让读者看得懂、用得上是我们写作的宗旨。

感谢参与本书撰写的各位作者朋友，正因为有了你们付出的辛勤劳动，才能够使本书得以出版。

最后，希望本书能够给读者带来帮助，也希望广大读者为本书提出宝贵的意见，以使我们在重印和再版时及时做出修改。

杜亚松

2019年2月

**目录**
Contents

# 第一章 认识儿童多动症

## 第一节 儿童多动症是怎样的一种病

儿童多动症又称注意缺陷多动障碍，是一种常见的儿童行为异常疾病。这类患儿的智力正常或基本正常，但学习、行为及情绪方面有缺陷，主要表现为注意力不集中、注意短暂、活动过多、情绪易冲动、学习成绩普遍较差、在家庭及学校均难与人相处，日常生活中常使家长和老师感到无可奈何。

1798年，苏格兰人Crichton描述了一个孩子自出生以来便难以控制，说疯话连续长达4天之久，需要4个成人安抚才能使其平静下来（同时他还表现有难以控制的笑，推测他可能为"痴笑性癫痫"）。

1809年，Haslam描述了这样一个案例：一名10岁的男孩，自幼娇生惯养、淘气、难以管教，同时注意力不集中，对惩罚有抵触情绪，在学校是老师的一大心病。他行为粗鲁，具有破坏性并扬言要自杀。Haslam将其描述为意志的产物，结果令家人恐惧揪心，这清晰地展示了一幅冲动难以控制的问题画面。后来，当给他展示一个被关起来的躁狂患者时，他说："这个地方正合适我。"

20世纪70至80年代，美国报告儿童多动症的患病率为5%~10%。Tingting Wang等检索发表于2016年3月1日以前的所有中英文文献，纳入了67个研究，经过Meta分析（元分析，对具备特定条件的、同课题的诸多研究结果进行综合的一类统计方法），国内儿童青少年多动症总体患病率为6.26%，其中男性患病率（8.17%）高于女性（6.22%）。专家认为，神经生物学的假设或许可以解释为什么女孩子的多动症发病率相对较低：女孩不同于男孩，能够制造过多的多巴胺受体，正是这种受体使她们相对受到了保护。

另外，还需要注意的是，多动症女童患儿表现出来的症状不同于男童，较男孩没那么吵闹，症状更加隐秘，注意力不足可能在其诸多症状中排第一位。但是也有极端"运动功能障碍"的女孩，表现为非常爱动，没有一个玩具能让她一直喜欢，偏爱和男孩较量溜冰或骑越野自行车，而不喜欢玩过家家等游戏，同时多动症也会对她们的学业造成障碍。

此外，早产儿及剖宫产儿患多动症的概率较高，大约在60%以上。综合国内外儿童多动症流行病学研究，较为一致的结果是：儿童多动症发病的高峰年龄集中在8~9岁。城市患病率高于农村；家庭不和睦、低社会阶层、有儿童发育性迟滞或者患有躯体疾病者将增加儿童多动症的患病率。而随着生活方式、环境及饮食结构的变化，儿童多动症的发病率也越来越高。

**专家提醒**

多动症多呈慢性过程，症状可持续多年，如果得不到及时的治疗，50%~60%多动症患儿的症状将持续到成年。由于儿童时期的忽略，很可能导致其成人后在工作表现、日常生活或人际关系的互动等方面产生困扰，以至于出现自信心不足、挫折、沮丧、不明的脾气暴躁等症状，有的甚至会产生抑郁症。另外，继发或共患破坏性行为障碍及情绪障碍的危险性也会提高。成年期75%的患者至少患有心理障碍、焦虑障碍、物质障碍、人格障碍等精神障碍中的一种，33%的患者患有两种以上症状。由此可见，对于被诊断为儿童多动症的患儿，如果不尽早治疗，其症状可能会持续到成人期，会对其学业、职业和社会生活等方面产生广泛而消极的影响。因此，建议多动症患儿能够早检查、早治疗。

📖 **延伸阅读**

### 儿童多动症有哪些类型

在一个多动症患儿身上，根据多动症的不同临床表现，一般将其分为3种类型。

（1）儿童多动症–I型（注意缺陷为主型）：主要表现为注意力缺陷障碍、学习障碍和执行控制障碍。

（2）儿童多动症–HI型（多动–冲动为主型）：主要表现为多动、冲动、自控力弱。

（3）儿童多动症–C型（混合型）：主要表现为多动、注意力缺陷多动和学习障碍。

据临床调查发现，大多数多动症患儿表现出来的症状是第一类和第二类多动症表现的组合体、复杂体。

在医学上，一种疾病或障碍孤立地发展是不常见的，多动症也不例外。当人体因患上一种确定的疾病而变得脆弱时，常常会有另一种疾病取代第一种疾病，从而使疾病更加独立地发展。也就是说，某些障碍（如学习障碍）发生在多动症患儿身上的可能性比非多动症患儿要大一些，但是并不能就此认为障碍就是由多动症引起的。

## 第二节　多动症患儿的核心临床表现

### 一、注意缺陷

注意缺陷是指在认知活动中注意力短暂、不能集中，缺乏持久性，容易分心，经常粗心大意。一件事情没有做完注意力就提前转移，频繁地从一种活动转向另一种活动，常常因为注意到了另一件事情而对正在做的事情失去了兴趣，但是最终任何一项活动都不能进行到底。

在临床上，多动症患儿的注意缺陷常有以下几个特征：

（1）主动注意时间缩短：他们并非没有主动注意（例如上课认真听讲），只是主动注意持续的时间不长，相反被动注意（例如窗外的小蝴蝶飞过，多动症患儿的目光就追随过去）会相对延长。

（2）随着注意时间延长表现越明显：常常在刚开始做某一件事时主动注意力尚可，但随着注意时间的延长，注意力不集中越来越明显。

（3）在枯燥的环境中更容易出现注意力不集中：如果面对生动活泼的情景，则注意力可以集中一段时间，而在单一枯燥的环境中则注意力难以集中。

（4）极易受外界环境干扰：在安静的环境中主动注意力尚可，但当外界出现各种干扰时，注意力就不容易集中了。

（5）持续时间长：注意缺陷的症状可以长期存在，延续到青春期，甚至成年后症状仍然存在。

## 二、多动行为

多动行为是指组织不好的、调节不良的、过度的活动。这些活动毫无目的且毫无意义。往往在需要安静的环境中有过分的不安稳，可以表现为来回奔跑，从坐的地方站起来，过分多嘴和喧闹，坐立不安，辗转反侧。在与人交往的过程中，缺乏正常的谨慎和克制，不受家人、老师的管教和约束。上课的时候小动作不停，一会儿切橡皮，一会儿撕纸片，还不时学小动物叫。下课后则不断招惹别的同学，到处奔跑，不能安静地完成一种活动。

多动是儿童多动症的一个重要表现，常常有以下几个特点：

（1）多动是逐渐出现的：多动症患儿的多动并非是在任何场合都有多动，如刚进入一个新的、陌生的环境中，或刚坐在医生面前，他们并不一定有多动的表现，但时间一长，他们就可能逐渐表现出多动了。

（2）并非是绝对"多动"：研究发现，多动症患儿的活动量并不比正常儿童多，如篮球比赛时，多动症患儿的活动量并不比正常儿童多，甚至有可能比正常儿童少，因此多动症患儿只是在需要自我控制的场合不能控制自己，活动杂乱、无目的，给人一种活动过多的印象。

（3）动作常无目的性：患儿的动作杂乱无章，并不停地变换花样，不分场合，无任何目的，这与正常儿童的活动或顽皮孩子的活动过多是有区别的。

（4）并非所有的多动症患儿都"多动"：通常，约有10%~20%的患儿没有活动过多的症状，而其余多动症患儿都存在不同程度的临床表现。这部分患儿称之为"不动的儿童多动症"，大多见于年长女孩。

（5）"多动"大多至青春期后逐渐消失：多动症患儿的多动表现主要是在青春前期，最严重的时期是在7~14岁，到了青春期以后，多动的症状会显著减少并逐渐消失，但儿童多动症的其他表现却并不一定会完全消失。

## 三、冲动行为

冲动行为是指在社会交往中缺乏控制力，在多种场合行为鲁莽，强行加入或者打断他人的活动，抢先回答别人尚未说完的问题，在任何活动中不能按顺序排队等候，行为不顾及后果，容易闯祸。

多动症患儿由于自控力差，常常有冲动、任性的表现。冲动任性常常与多动症状同时出现，是儿童多动症突出而又常见的症状，有学者甚至认为是儿童多动症最核心的症状。

## 第三节　多动症患儿的伴随症状

### 一、注意力障碍

注意力障碍主要表现在注意力的集中性、稳定性和选择性等特征上的异常。由于患儿专注时间短于正常范围，所以他们很难维持较长时间从事或关注某一活动，做事往往有始无终。

## 二、冲动、控制能力差

主要表现为没有耐心，对挫折的耐受能力低。在与别人交流时，常常不把别人的话听完就插嘴；在集体游戏或比赛中，不能等待着按顺序轮流进行；经常与同伴发生冲突，不受人欢迎；当他们有要求时，必须立即得到满足，不能等待；遇到挫折时不能忍受，会出现激烈的情绪波动和冲动行为，甚至常常会动手打人。

## 三、活动过度

多动症患儿躯体活动明显比正常儿童多，精力旺盛，不能安静下来。小动作、语言也明显增多。

## 四、学习困难

多动症患儿的学业一般都会受到影响。约20%~60%的多动症患儿可能出现不同程度的学习困难，主要表现为学习成绩下降。但是，不同患儿学习成绩下降的程度不同。他们的学习成绩波动性很大，家长、老师若抓一抓学习，他们的成绩就能提高一些；若不抓学习，成绩就会下降。这样长期下去，成绩每况愈下。另外，多动症患儿在学习上还有一种"怪"现象，即越是简单的题目越是容易出错，如口算、心算、填充、选择、判断等。

## 五、感知觉功能异常

部分多动症患儿会出现感知觉功能以及中枢神经生理功能的异常，例如翻掌等活动不灵活，动作笨拙，手、眼协调性差，存在空间位置障碍，左右分辨困难等。

## 六、行为问题

部分多动症患儿伴有违抗性、攻击性和反社会性行为，如在家故意与父母对着干，在学校不听老师的话，违反学校纪律，或出现说谎、打架、逃学、旷课、外出不归等不良行为。

## 七、社交问题

大约一半以上的多动症患儿有社会问题，他们在学校很孤单，常常感到没有朋友。这是因为他们在与小伙伴的交往中常以自我为中心，不能与小伙伴合作，做游戏时不守规则，不能依次轮流等待，对人有敌意，和同学产生矛盾时常采用语言和躯体攻击的方式解决。

## 八、情绪问题

多动症患儿常有情绪问题，如烦躁不安、发脾气，甚至出现攻击他人的行为。同时，还常伴有自我评价降低，自信心差，把自己看成是不快乐、不幸福、不成功和无能的人。

## 九、认知障碍

多动症患儿的认知障碍主要表现为视觉障碍，如在临摹画或做智力拼图作业时，不能照原形排列；听觉障碍，如不能连续听几个字或不能将听到的几个字组成一句话；理解及阅读障碍，如常把同音字混淆；书写障碍，如常反写、倒写字或左右写错；计算障碍，如不能将念、听、写的数字运用心算变换成一定的数量。

## 十、言语、语言障碍

虽然多动症患儿发生严重语言和言语问题的比例并不高，但约有10%~54%患儿存在不同程度的言语、语言发育问题。部分多动症患儿开口时间较同龄儿童晚，而且开口以后常常表现为说话吐字不清、发音错误。也有些患儿会表现出不喜欢用言语表达自己的想法或表达困难。还有些患儿可能出现口吃，说话不流畅，出现音节、单字的重复和停顿，常伴有全身肌肉紧张、情绪紧张、行为退缩等异常。

## 十一、睡眠问题

多动症患儿的睡眠问题有很多不同的表现，但是比较多见的是入睡和觉醒困难。患儿常常在入睡前表现兴奋、难以安静入睡，有时向父母提出各种各样的要求，如讲故事、玩积木，或要求更换同睡的家长等。当患儿应该起床的时候，他们往往似醒非醒，或明明已经唤醒很久，还一副"没有睡醒"的样子。另外，多动症患儿即使睡着了也经常睡难安枕，肢体翻动增多，梦话也比较多，容易受环境的影响而哭闹难止。此外，还有一些较少见的睡眠问题，如夜惊、睡行症、夜行症、睡眠呼吸暂停综合征等。

## 十二、执行功能障碍

执行功能指的是对某一问题持续有效的解决以达到预定目标的神经认知过程，就是常说的"自我控制能力"。多动症患儿在执行功能方面存在广泛的缺损表现，如在执行功能的抑制控制、工作记忆、注意调控、计划监控等方面均表现出较大程度的能力缺损，同时还存在选择性回忆障碍、瞬时回忆及精神运动速度减慢等缺陷。

## 第四节 不同年龄段的多动症患儿有哪些不一样的表现

儿童多动症的表现以及这些表现对他人、对社会的损害，不会出现在同一个孩子的同一个时期，而是在不同的孩子、不同的时期分别出现。孩子处在成长发育的阶段，随着心理的不断发展，多动症患儿的表现在不同年龄阶段也不尽相同。

### 一、新生儿期

易兴奋、易惊醒、夜哭，要抱着睡或嗜睡，这是新生儿期多动症患儿的主要表现。

### 二、婴儿期

婴儿期多动症患儿常表现为抱在怀里乱动，容易激惹、哭闹、尖叫、安静不下来，睡眠极浅，睡眠时间短而且容易被惊醒；经常发生肠绞痛，呕吐、喂养困难，不论是母乳喂养还是奶瓶喂养都难以使其平静下来；时刻不能安静，经常敲打自己的头，摇晃摇篮或小床，常常大发脾气；注意力不能集中，不能专注于做游戏、学唱儿歌或者玩色彩鲜艳的玩具；吃奶或吃饭时不安宁，时刻注意到外边的声音，容易分心，往往吃不好；不让他人搂抱，拒绝爱抚，不依恋父母亲。

有些孩子可能会伴有轻微的躯体畸形，如眼距较宽、耳垂低、前发际低、头颅左右或前后不对称，小拇指短而内弯等。伴有轻微躯体畸形的多动症患儿大约占19%。

当患儿会走路时，经常到处走动，或擅自走出家门，好奇心特别强，自己到喜欢去的地方，或到处探索，或爬到桌子上，或翻越床栏、跳出摇篮等。动作往往笨拙，喜欢干扰别的儿童，甚至会强迫性地去"触摸"别人，令人生厌。同时，常以跑步代替走路，不顾及危险，经常被摔倒。

## 三、幼儿期

当患儿进入托儿所或者幼儿园后，不会按照阿姨或老师的要求行事，表现为不合作、对抗、不服从；将有意或无意地破坏玩具，不能专心玩一个玩具或看故事书；与小朋友一起玩游戏时，不能按照游戏规则进行，随心所欲，不与他人合作，干扰他人做游戏并可能会表现出攻击行为。当真正让他去做游戏时，又表现为动作笨拙，手、眼、脚的协调性差，在游戏中遇到困难容易打退堂鼓，表现为行为退缩，有些患儿还会表现出自我虐待行为，如拉头发、揪皮肤、撞头等；睡眠上长期存在问题，入睡困难、睡眠浅、容易被惊醒，有时玩耍到深夜也不想睡觉，睡眠时间少，在托儿所或幼儿园从来不午睡；经常破坏家里或者公共物品，攻击他人，好发脾气，难以教育。

## 四、学龄前儿童

此时期患儿的主要表现是多动和冲动。这个时期的孩子大多比较调皮、多动，不分场合地吵闹、捣乱。例如，大家在一起吃饭的时候，他却在那连唱歌带跳，或者翻箱倒柜。另外，学龄前的患儿还比较冲动，喜欢插嘴、接话、打人，脾气也大。

## 五、小学阶段

此时期患儿的表现主要是在学业上。由于患儿的注意力不集中，上课容易走神，而且写作业马虎，所以经常出现学习成绩下降，学习困难。在人际关系上，由于情绪不稳定，而容易发脾气、冲动、任性，和同学不太容易搞好关系，严重者出现一些品行障碍，比如说谎、逃学、偷窃等。

### 【案例】超级调皮的男孩丁丁

小丁，男，8岁，小学二年级学生。

小丁是被大家公认的调皮男孩。在幼儿园里时常与小朋友发生冲突，例如，若他看到别的小朋友有个好玩的玩具，他会马上不由分说地去抢小朋友的玩具，因此小朋友常常被他弄哭。上小学后，老师经常发现孩子注意力不集中，上课的时候东张西望，插嘴抢话，故意发出夸张的语调惹同学发笑，有时甚至突然站起来到操场上玩一圈再回来继续上课。上课的时候常常玩旁边同学的书包，拽旁边女生的头发。下课玩耍时不是大声喊叫，就是推搡同学。在学校中没有一个同学愿意跟他做朋友。在家里做作业常常要妈妈大声呵斥才能坐下写一会儿作业，但持续时间不到5分钟就开始做小动作，或者借口上厕所，每天在家受到妈妈的批评呵斥。孩子本身并不快乐，有一天他对妈妈说："我还不如死了算了。"对于妈妈来说，一个8岁的孩子说出这些话来，让她很吃惊，并且她发现孩子在家里确实表现不出快乐，于是就带他来看心理医生。

刚开始跟医生讲话的时候，丁丁讲话很大声，不愿坐下交谈，在诊室里上蹿下跳，翻箱倒柜，弄出巨大声响，对医生的问话也不理不睬，妈妈称："只有大声跟他说话他才能听！"在医生轻声细语与之交谈后，孩子逐渐能够安静，并称："没有人愿意跟我做朋友，在学校里大家都不理我，妈妈每天都要大声说我，没有人喜欢我，要是死了就不会这样了！"同时，医生发现孩子的多动症症状在很大程度上影响了他的学习以及与人的交往。

在经过药物及心理治疗4周后，孩子看到医生的第一句话就是："我交了两个朋友！"并脸上露出开心的微笑。并且，注意力不集中、多动及冲动的症状也有了明显改善。

# 六、青少年期

青少年期多动症患儿表现为幼稚、任性，克制力差，忍受挫折的能力差，容易激惹冲动，易受外界刺激而兴奋，挫折感强。对外界刺激的反应强烈，行为唐突、冒失，过失行为多，事前缺乏缜密的思考，行为不顾后果，出现危险举动或破坏行为，容易发生事故而且事后不吸取教训，自我形象不好。

**【案例】说谎少女小丽**

小丽，女，14岁，初中二年级学生。

从小，小丽就是一个活泼开朗的女孩子，上小学后老师常常向家长反映小丽有时候上课会发呆，做题时粗心大意。爸爸妈妈看到小丽的学习成绩一直名列前茅，因此没有多加重视。但是在初二时，有一天明明要去学校考试，但是她却一早对爸爸妈妈说："考试取消了，今天休息。"直到上午10点多老师打电话给妈妈问小丽为什么没来参加考试，爸爸妈妈才知道小丽撒谎了。爸爸妈妈认为她的这种行为性质非常恶劣，因为这可不是一般的逃学，而是"逃考试"，在老师与爸爸妈妈的轮番逼问下，小丽还是不说为什么撒谎，于是爸爸妈妈带着小丽来到了心理门诊。

见到医生，小丽一句话都没有说，只是默默地低着头，爸爸妈妈一直痛心疾首地说："把孩子养这么大，怎么也没有想过她居然会撒谎，而且会撒这么大的一个谎！"爸爸妈妈见小丽一直不开口，就把小丽一个人留在诊室，希望她能够在爸爸妈妈不在的时候放松下来，告诉医生她的想法。在爸爸妈妈离开后，小丽终于开口了。原来因为一直以来小丽有丢三落四的毛病，这次她居然忘记带第二天要考试的课本。因为这是历史课，需要背的东西很多，没有带回家课本的小丽没有办法复习，担心考试考不好，想想反正还有补考，自己平时成绩又不错，于是就向父母撒了谎。可是为什么小丽不告诉爸爸妈妈她没有带课本，再返回学校去取呢？小丽说："因为我总是粗心，丢三落四，爸爸常说我'你这都记不住，去死好了！'我虽然知道爸爸很爱我，不会让我去死，但是我听到爸爸说那样的话心里真的很难受，所以我不敢说！"当小丽最终告诉爸爸妈妈原因的时候，爸爸妈妈都很难过，而小丽也已经因为丢三落四付出了代价。

## 七、成人期

成人期患者常缺乏组织计划性，或需要清单才能完成；做事不专心，存在阅读困难，常常无法坚持完成一个项目；行为拖拉、冲动，常草率决定、鲁莽行事，情感容易爆发。值得注意的是，成人多动症患者还容易伴发其他精神障碍，如心境障碍、焦虑障碍、人格障碍等。

### 【案例】沉迷游戏的男孩小徐

小徐，18岁，中专三年级学生。

早在上小学时，小徐就因为上课注意力不集中，上课做小动作等行为被老师建议去看医生，医生诊断为儿童多动症，并建议使用盐酸哌甲酯治疗，但是孩子的家长觉得男孩子就应该这样子，皮一点没有关系，长大了应该会好，于是拒绝给孩子用药。等到了小徐上初中以后，他的注意力仍然无法集中，上课效率低，做作业慢，并常常会做着做着发呆，作业常常写到深夜一两点，第二天早晨起不来，上课更加提不起精神，学习成绩逐渐下降。在家里也常常因为做作业、成绩不好等事情被父母批评。后来他迷上了网络游戏，常常为了上网玩游戏而逃学、撒谎。父母常常像警察一样盯着他：有没有上网玩游戏，有没有上学没进校门跑到街上闲逛。若被发现了，父母就会打骂孩子，亲子关系极为不良。于是，父母因小徐的违抗行为又来医院就诊。

在与医生交谈过程中，小徐表现为自信心不足，认为只有在游戏中才能实现自己的价值，讨厌父母对自己的呵斥及管教，认为他们不理解自己。对于学习有要求，但因为注意力难以维持，觉得自己努力了也获得不了成功，因此不愿意再努力学习，希望有其他的发展。

# 第五节　诱发儿童多动症的心理与环境因素

儿童多动症是一种多基因遗传性疾病，环境因素在其发病以及预后过程中具有不容忽视的重要性。其风险因素主要包括：孕期母亲暴露于吸烟、饮酒、药物与毒物环境中；剖宫产、早产、低体重儿；早期神经损伤、轻微脑伤；家庭环境，如家庭经济地位、父母教育背景、教养方式、家庭结构不良；环境因素，如铅暴露、其他微量元素、不饱和脂肪酸含量、食用糖、添加剂。

## 一、生长发育中的相关因素

### 1. 母亲孕期吸烟饮酒的影响

孕期是胎儿发展的重要阶段，胎儿早期环境对神经系统的发育具有重要的影响。研究发现，母亲孕期吸烟或者暴露于二手烟的环境中，都会导致胎儿暴露于二手烟的环境中。这样的孕期环境，与儿童多动症的发生可能存在相关性。母亲孕期吸烟，子代患病风险增加2.64倍；父亲吸烟，子代患病的风险增加1.17倍。此外，母亲在孕期饮酒使子代暴露于酒精中，胎儿神经发育也会发生异常，儿童多动症的患病风险会增加1.55倍。

### 2.剖宫产的影响

不少父母认为剖宫产与儿童多动症相关。一项儿童多动症调查显示，在多动症患儿的求治中，剖宫产儿童约占80%。国外研究表明，在新生儿的神经-行为评分中，剖宫产儿在第7天和第14天得分均低于顺产儿，剖宫产儿患儿童多动症的概率为11.6%，远高于顺产儿（6.25%）的水平。那么，为什么剖宫产儿童的多动症发病率相对较高呢？

（1）与颞叶缺乏挤压刺激有关。之所以出现这种情况，很可能与剖宫产过程中胎儿没有经过产道，从而缺乏对大脑颞叶的挤压刺激有关，而颞叶是与情绪相关的神经中枢。

（2）与产钳等医疗器械造成的儿童脑损伤有关。在剖宫产过程中，胎儿很容易受到产钳等手术器械的伤害，造成胎儿轻微脑损伤，这也可能是部分患儿发生多动症的原因。

（3）与儿童缺乏正常产道带来的神经接触有关。由于产道的改变，使剖宫产胎儿降临时的环境发生了变化，缺乏正常产道生产带来的神经接触等感觉，从而增加了儿童多动症的患病率。

**专家提醒**

准妈妈不要盲目选择剖宫产，怀孕期间应注意饮食不要过量，否则易造成胎儿营养过剩，可能导致胎儿过大而不得不选择剖宫产，从而增加孩子患儿童多动症等神经系统疾病的概率。

### 3.低体重的影响

低体重往往代表着孕周较小，出生体重越低，其呼吸中枢和肺发育不全越明显，更容易发生严重窒息、肺透明膜病等问题，带来更多的早期医学干预，在这个过程中对孩子的神经系统发育带来怎样的影响，目前并没有研究能评估判断。目前我们所知的是，低体重儿中发生儿童多动症的概率高于非低体重儿，但两者是否相关还需要进一步证实。

## 二、家庭因素

良好的教养方式、核心家庭类型（夫妻两人及其未婚孩子）、父母文化程度高以及母亲性格外向可降低儿童罹患儿童多动症的发病风险。而父母关系不佳、家族史阳性则会增加儿童多动症的发病风险。被怀疑与儿童多动症相关的风险因素主要包括：早期依恋关系不佳，母爱剥夺；家庭结构不佳，如离异单亲家庭；不当的家长抚养方式；父母亲的教育程度不高；父母亲患有儿童多动症，母亲处于抑郁状态；家庭经济情况不佳等。

### 1. 儿童多动症与养育方式有什么关系

针对父母养育方式的研究发现：抚养机构的儿童，其儿童多动症的发病率高于普通家庭抚养的孩子，这说明早期抚养不足是患儿童多动症的风险因素。而在普通家庭中，不当的抚养方式包括父母亲的过度约束、关心少、亲子关系差、互动不足等。

许多研究者认为，家庭和学校的不良教育方式与儿童多动症的发生密切相关。不良的教育方式主要有以下几种类型。

（1）专制型：父母采用粗暴强制的教育方法管教、打骂孩子，使其长期处于紧张状态，感到沉重的压力，久而久之可造成行为紊乱。有的家长不切合实际，过早进行智力开发，由于部分儿童精神发育较慢，其过高要求超过了儿童精神发育阶段的承受能力，形成超负荷的精神负担，久而久之也可造成多动和其他行为异常。

（2）放任型：由于患儿家庭环境不良，如单亲、父母关系不和等，失去母爱或父爱，任其自行发展，从而导致心理变态、行为异常、多动等表现。

（3）溺爱型：独生子女家庭父母视自己的孩子为"宝贝"，对其千依百顺，结果孩子从小养成任性、骄横、脾气暴躁的性格，表现出不容易适应环境、不能控制自己行为的不良习惯，也可表现为多动。

### 2. 夫妻感情破裂更易导致孩子患上儿童多动症

研究证实，大概30%以上的患儿发病是由于父母感情破裂或离异导致的。这是因为夫妻感情破裂或者单亲家庭使孩子不能同时得到父爱和母爱。在对孩子的养育方面，父母双方所承担的责任是很难替代的，"严父慈母"是中国传统的教育模式，所以母亲处理儿童不良行为往往没有父亲有力度。生活在不良家庭中的儿童，大多数也是因为缺乏安全感，而形成注意力不集中、控制力差、易冲动的多动症或孤独症。

所以在家庭环境出现变化时，家长应尽量多关注孩子的心理变化，出现问题及时疏导。家长应以宽容豁达的心对待孩子，离异后应注意与孩子之间的沟通，平日督促孩子加强锻炼，预防感冒，因为病毒感染也会加重或导致多动症，多带孩子出去散散心。若孩子出现注意缺陷、易冲动、不听话、情绪行为障碍、学习困难等症状时，家长应引起重视，及时带孩子到医院诊治。

### 3. 家庭经济因素

家庭经济因素会对儿童多动症的发展和结局产生影响。但是，家庭经济因素是否导致了儿童多动症的患病，需要非常谨慎地考虑。尤其是儿童多动症的生物性因素明确，环境因素怎样通过表观遗传的方式影响儿童多动症，需要进一步考虑。

## 三、其他

一些环境因素在儿童多动症的发病中，作用不确切，甚至有些研究结论还存在矛盾，如儿童多动症与不饱和脂肪酸之间目前并没有得到一致的结论，但是给予多动症患儿均衡的营养十分重要。

# 第六节 诱发儿童多动症的其他假说

目前，儿童多动症的病因和发病机制尚未完全清楚。但是，普遍认为涉及两大因素，即生物学因素和社会学因素。因此，产生了很多关于诱发儿童多动症的假说。

## 一、遗传假说

有研究报道儿童多动症的平均遗传度是70%~80%，其中，注意缺陷的遗传度0.39，冲动－多动的遗传度为0.69。儿童多动症具有明显的家族聚集性，普通人群中儿童多动症的患病率为5.22%，而在儿童多动症患者的家族中患病率为20%。因此在就诊过程中，如果家长确有类似情况，一定要向医生如实反映，以助于医生诊断。

需要注意的是，医学上有许多疾病都与遗传有关，多动症也不例外，夫妻之间不要埋怨或指责对方的现象，应当接纳这个事实，同心协力地帮助孩子克服多动，积极配合医生治疗。也有一些孩子似乎为自己的不良行为找到了借口，这时父母应用现身说法，言传身教表明自己如何克服多动行为，在学习和工作上的成功之处，增强孩子的信心，而不要躲躲闪闪，把问题全归咎为自己的过错。

此外，儿童多动症的遗传性不仅仅包括基因，也包括了环境－基因的相互因素，如环境对基因的影响。早期暴露于不良环境中可以导致儿童多动症的发病率增高。

## 二、神经发育假说

目前，有关儿童多动症与神经发育关系的说法和看法不一。有学者发现多动症患儿的神经发育较一般正常儿童发育晚，因此认为神经发育不成熟是儿童多动症的一个发病因素。另外还有一些学者认为，儿童多动症与神经发育成熟度没有关系，因为有相当一部分患儿的症状随着年龄的增长没有逐渐消失，而是延续到青春期甚至成人期，所以不能以神经发育不成熟一概而论。

然而，脑部发育不良可以使脑功能降低，多动症患儿正是由于大脑管理抑制脑区的功能不足，从而使冲动不能被抑制，以致行动活跃。因此，脑发育不良与脑损伤有关，如果母亲怀孕期间吸烟、酗酒，或者怀孕早期接触某些药物（抗生素、解热镇痛药等）、化学物质，亦或母亲怀孕期患妊娠血毒症、子痫等都可能造成孩子出现脑损伤，使孩子患儿童多动症的可能性增加。

## 三、大脑解剖结构缺陷假说

有研究报道，多动症患儿右前侧大脑较正常儿小，且较对侧小，胼胝体、膝状体等部位也较正常儿童小，因此推测上述部位为儿童多动症发病的解剖部位，提出儿童多动症可能存在大脑解剖结构缺陷的观点。随后相继有研究发现，多动症患儿的前额叶体积小于正常儿童；连接颞叶和顶叶皮质的胼胝体后部存在异常；尾状核或苍白球显著小于正常儿童；小脑蚓部结构存在异常。除前面几个重要大脑区域外，还有一些研究报道了颞叶、顶叶、枕叶皮质以及侧脑室等结构异常与儿童多动症的相关性。

但需要注意的是，脑结构的异常并不一定意味着脑功能改变，而且，也有学者认为儿童多动症为脑功能异常，但不一定有解剖结构异常。此外，某些特定区域的突然病变也会影响大脑结构，从而可能导致多动症，如成人大脑的壳核区域因脑部血管病变或脑肿瘤而受到损伤，多动症也会发生在成人身上。

## 四、儿童多动症的神经生化机制假说

至今为止，我们已经知道了3个与儿童多动症非常相关的神经递质，包括多巴胺（DA）、去甲肾上腺素（NE）、5-羟色胺（5-HT）。它们在中枢通过各自的释放水平的高低对个体的活动水平、攻击与逃避行为和性行为进行调节，从而调节个体与环境的相互作用。

### 延伸阅读

#### 儿童多动症病因的错误说法

关于引起儿童多动症的病因，社会上还流传着一些错误的说法，在这里简单澄清一下。

1.食品添加剂

有人一度认为食品添加剂，如食用色素、香料、防腐剂等是引起儿童多动症的原因，但是经过大量研究，专家们并没有找到两者的因果关系。另外，吃糖引起儿童多动症的观点也一直广为流传，然而研究表明，这种观点完全是谬论。研究人员并未发现糖与儿童行为、注意力和学习问题之间存在任何关系。

2.微量元素缺乏

微量元素如锌、铁、铜等是儿童生长发育必不可少的营养物质，但是某一种微量元素的缺乏未必会造成孩子多动。

3.维生素缺乏

目前还没有研究能够证实维生素缺乏是引起儿童多动症和学习障碍的病因，但是确有研究证实，过多地服用维生素（特别是脂溶性维生素）和矿物质对孩子有害，多动症患儿的行为很有可能因此而恶化。

# 第七节 儿童多动症注意力缺陷、多动、冲动测试

## 一、孩子注意力缺陷的具体表现

专家认为，注意力缺陷在多动症患儿中的具体表现有：信息选择衰弱，无法坚持做一件事，选择性注意力缺陷，长期注意力缺陷。那么，作为家长，如何确定自己的孩子是否具有注意力缺陷的问题呢？不妨做做下面这个测试。

这个测试题目在多大程度上符合孩子的情况，并且根据孩子的具体情形评分（分值从0分到3分）。

0分：一点也不；1分：一点点；2分：很多；3分：非常。

（1）常常很少注意到细节；

（2）在各种不同的场合（家里、学校、做游戏时等）都漫不经心；

（3）当有人叫他或和他说话时，似乎充耳不闻；

（4）爱幻想，容易胡思乱想；

（5）做游戏或学习时难以集中精力；

（6）忘记带每日必用品（练习本、铅笔等）；

（7）对任何细微的干扰（噪音、光等）都非常敏感；

（8）参与一项要求精神集中的活动时，显得迟疑不决、态度有所保留。

得分求和：

0~8分：正常的注意力；

9~15分：注意力欠缺；

16~24分：不专心。

**专家提醒** ━━━━━━━━━━━━━━━━━━━━━━━━

　　注意力缺陷者不一定就患有儿童多动症，也就是说注意力缺陷并非是多动症患儿的专利。无论是不是多动症患儿，都有可能出现注意力缺陷，专心和注意力缺陷这两种情况会在一天的不同时间、不同场合在他们身上起伏波动。虽然多动症患儿常常会胡思乱想，似乎完全心不在焉的样子，但他们还是能在短时间内保持高度的精神集中，只不过时间不会很长。尤其是玩电子游戏、看电视特别能使多动症患儿行为聚焦。相反，写作业、上课、吃饭这些持续时间长的事情和某些阅读却常常导致患儿不专心。

　　所以，对于多动症患儿来说，这种注意力和行为高度集中与注意力缺陷的时期是间隔出现的，专心了一段时间后，多动症患儿很可能就在"状态外"了。

## 二、如何判断自己的孩子是否多动

　　我们可以通过观察孩子在不同场合的行为来判断孩子是否患了儿童多动症。

　　估测下面的情形在多大程度上符合孩子的情况，并根据孩子的具体情形评分（分值从0分到3分）。

　　0分：一点也不；1分：一点点；2分：很多；3分：非常。

　　（1）在大多数场合出奇地爱动（用餐时、学校里、商店里、散步时、休闲娱乐中心、电影院等）；

　　（2）自出生以来，总比别的孩子动得更多；

　　（3）坐在一张椅子上，对他来说是个极大的考验；

　　（4）用餐时要起身好几次；

　　（5）常常动手动脚，扭来扭去；

　　（6）喜欢所有转动的东西，溜冰鞋、自行车、摩托车、滑板等；

　　（7）酷爱爬山、攀登；

（8）无法待在座位上读书或写字；

（9）喜欢通过敲击（用手当击鼓的棒）或拨弄东西来制造噪音。

得分求和：

0~10分：行为正常；

11~20分：行为过于强烈；

21~27分：很可能是多动了。

**专家提醒**

　　一些好动的孩子总是会让老师和家长感到很头疼，有的人因此就怀疑孩子是否已患上儿童多动症。其实，好动和多动完全是两码事，活泼、调皮、好动是孩子的天性，而多动症却是一种病态的表现。那么怎样区分孩子是好动还是多动呢？主要是从目的性、选择性、控制力和药物观察4个方面进行。

　　（1）目的性：好动儿童的活动是有目的的，活动有度、循序渐进；多动症患儿的活动是无目的的、杂乱的，做事冒失，集体活动不合群，以自我为中心。

　　（2）选择性：儿童的"好动"常常在活动内容和场合上具有选择性，比如在学习活动上表现为好动，而在看电视或做游戏等自己感兴趣的活动上，则能专心致志；多动症患儿的"多动"在活动内容和场合上是没有选择性的，不论什么场合、什么活动都不能使其安静下来、全神贯注，他们总是会表现出多动、注意力不集中等症状。

　　（3）控制力：好动的孩子能约束自己，遵守游戏规则和课堂纪律，能够按照老师和父母的要求做；而多动症患儿做事缺乏控制能力，没有耐心，冲动、任性、依赖性强，自主能力差，不听话。

　　（4）药物观察：这是最简单的办法。按照儿童常规的用药剂量给孩子服用镇静药，好动的孩子服药后会产生催眠作用，很快便会入睡；而多动症患儿服药后反而更兴奋、更好动。

## 三、如何识别孩子是否冲动

为了应对生活和适应社会，抑制口头行为或运动行为的能力（如在不合适的场合不笑、不打断别人的谈话等）是必不可少的，而这对于冲动、多动的儿童来说，却很难做到。冲动的孩子总是先行动后思考。那么如何判断自己的孩子是否冲动呢？

估测下面的情形在多大程度上符合孩子的情况，并根据孩子的具体情形评分（分值从0分到3分）。

0分：一点也不；1分：一点点；2分：很多；3分：非常。

（1）让他等候轮到自己有困难；

（2）通过言辞、动作或制造噪音来打断别人的谈话；

（3）回答问题比别人快；

（4）打碎、弄碎东西；

（5）过马路时不注意。

0~5分：有耐心；

6~10分：没耐心；

11~15分：冲动。

**专家提醒**

咬指甲癖是多动症患儿的通病，因为这些孩子非常乐意咬自己的指甲，很高兴把各种东西放进嘴里轻轻地咬。他们会啃咬各种质地的东西，包括塑料的、木质的，甚至是金属的，有的孩子还有可能咬脚趾甲。但孩子喜欢咬指甲并不意味着孩子患了儿童多动症。专家认为，咬指甲癖属于冲动控制障碍的范畴，这种障碍与冲动障碍的机制不同。冲动控制范畴还包括偷窥癖、放火癖、拔毛癖（一根一根地拔头发、睫毛、眉毛）等。

# 第八节  哪些疾病会出现类似儿童多动症的症状

很多躯体疾病和心理问题会出现类似儿童多动症的表现。下列疾病很容易出现类似儿童多动症的症状。

### 1.甲状腺功能亢进

主要表现为心跳加快、容易激惹、活动过多，有时睡眠减少，很容易与儿童多动症混淆。

### 2.药物副反应

不少药物可以引起类似儿童多动症症状的副反应，如抗癫痫药苯妥英钠、苯巴比妥，治疗哮喘的药，肾上腺皮质激素等。

### 3.遗传性疾病

如神经纤维瘤、脆性X综合征、胎儿酒精综合征、垂体疾病等。

### 4.发作性睡病

由于此病不可控制的睡眠发作会造成注意力受损、记忆力丧失以及大脑清醒程度不够，所以会出现类似儿童多动症的表现。

### 5.打瞌睡

主要表现为对讲课内容没有兴趣或者对学习没有兴趣，会在课堂上打瞌睡，注意力不能集中。

### 6.癫痫发作

癫痫发作尤其是失神发作时，对周围环境丧失记忆和注意，这种注意丧失与儿童多动症截然不同，经抗癫痫治疗效果较好。

### 7.过敏性疾病和上呼吸道疾病

有些过敏性疾病或上呼吸道疾病如哮喘，可以引起上课注意力不能集中和学习问题，但是更多的是患病服药后出现的药物副反应。

### 8.听力或视力问题

有中耳炎、耳膜穿孔等听力问题和有近视等视力问题的孩子，常会因为听不到、看不清而出现注意困难。

### 9.抽动症

儿童多动症和抽动症都属于儿童心理和行为异常，但抽动症与基底神经节病理性改变有关。儿童抽动症是一种多发性语言、行为障碍综合征，以面部、四肢、躯干部肌肉不由自主抽动，伴喉部异常发音及秽语为特征，表现为频繁眨眼、皱额、吸鼻、噘嘴、伸舌、摇头、点头、耸肩、动臂等。病情加重后，抽动动作呈多样化，喉中不自主发出异常声音，少数患儿会控制不住地骂人、说脏话，所以抽动症也叫抽动-秽语综合征。患儿性格上则多急躁、任性、易怒。这两种病可同时出现，儿童多动症的症状通常出现在抽动之前，较之早2~3年，并且是重度抽动患儿常见的症状。

### 10.学习障碍

患有儿童多动症和学习障碍的孩子都会遭遇学习成绩落后，这使得很多家长容易将这两种疾病进行混淆。其实，这两种疾病是不一样的。学习障碍儿童可能是一个注意力集中的孩子，而由于学习能力较差造成在某科目上的学习困难。例如，具有阅读障碍的儿童在阅读能力的获得和应用方面出现障碍，不能有效地记忆所学的文字，从而导致读书困难。具有这一障碍的儿童可能只是在阅读方面困难，但在注意力和自控方面是完全正常的。

学习障碍主要表现为智力与学习成绩的不匹配。通过传统的阅读测验、知觉测验或学习成绩测验可以诊断学习障碍儿童，从而发现他们在哪些能力上落后，需要什么样的补救训练。

### 11. 弱智儿童

弱智儿童表现为智商低下，常在70以下，学习成绩很差，并不是由于不认真所致，即使督促和帮助他学习，效果也不是很明显。弱智儿童在其他方面（如社交、生活等）也存在缺陷，他们不愿参加集体活动，不善于与别人交往，动作呆板，有时个人生活都难以自理。通过药物治疗，弱智儿童没有明显的改善，即使吃了药能安静一些，但学习成绩很难提高。

### 12. 精神分裂症

儿童多动症与精神分裂症存在哪些方面的区别呢？精神分裂症一般起病缓慢，多起病于10岁以后，随年龄增长，急性起病逐渐增多。精神分裂症儿童大多表现为孤僻、退缩、冷淡，与亲人及小伙伴疏远或无故滋长敌对情绪，还会伴有无故恐惧、焦虑紧张、自发的情绪波动等症状。精神分裂症儿童常表现为兴奋不安、行为紊乱、无目的跑动，或懒散、无力迟钝、呆板少动，或出现奇特的动作、姿势，常有模仿或仪式性刻板动作。少数患儿表现出紧张性木僵和兴奋，还可能出现伤人和破坏行为。如果发现幻觉、妄想等症状就更有助于鉴别。

### 13. 感觉统合失调

感觉统合失调症是指外部的感觉刺激信号无法在儿童的大脑神经系统进行有效地组合，而使机体不能协调地运作，久而久之就成了心理疾病。在病理上，"儿童感觉统合失调"意味着儿童的大脑对身体各器官失去了控制和组合的能力，这将会在不同程度上削弱人的认知能力与适应能力，从而推迟人的社会化进程。感觉统合失调症的类型包括视觉统合失调、听觉统合失调、触觉统合失调、平衡统合失调、本位感统合失调。

### 14. 孤独谱系障碍

孤独谱系障碍是一组发病在童年早期的心理发育障碍性疾病，其核心症状是持续性发起和维持社交互动、社交交流能力缺陷，伴有不同程度的局限、重复和刻板行为及兴趣。很多孤独谱系障碍的孩子可表现出兴奋多动及注意力不集中的症状。孤独谱系障碍的孩子一般在5岁以前就已经表现出明显的社交障碍、语言交流障碍及兴趣狭窄、行为刻板等核心特征，与儿童多动症鉴别并不困难。部分孤独谱系障碍的孩子智力水平在正常范围，上学后因为明显的多动、不听指令、人际关系等问题才到医院就诊，从而容易被误诊为儿童多动症。

### 15.躁狂发作和双相障碍

儿童躁狂发作可表现出多动不宁、注意涣散，影响学业及社会功能。但是躁狂发作通常起病于12岁以后，起病前孩子的社会功能良好，并没有突出的注意力不集中和多动症状。躁狂发作时注意力涣散、多动的表现往往较儿童多动症严重。躁狂发作的患儿常有情绪障碍的阳性家族史。

双相障碍表现为情绪高涨与低落交替发作。一些多动症患儿也会出现抑郁等情绪问题，加之他们本身情绪控制能力欠佳，因此常会表现出发脾气、情绪爆发等情况。这些情绪症状和儿童多动症本身的行为症状同时存在，有时会被误诊为双相障碍。

### 16.焦虑障碍

焦虑障碍的患儿可表现出坐立不安、注意力不集中、易激惹及睡眠问题等症状。一般而言，焦虑障碍的孩子虽然有一定的气质和性格基础，但往往有比较明确的起病时间或起病过程，起病前患儿行为表现正常。通过与孩子的交谈，可以发现焦虑障碍的患儿有焦虑、烦躁、不快乐的主观体验。创伤后应激障碍、急性应激障碍等也会表现出注意力不集中、坐立不安等症状，但起病前有明显的应激性生活事件，且病程一般不会持续超过6个月。并且，焦虑障碍的患儿常有焦虑障碍家族史。

### 17.对立违抗性障碍/品行障碍

对立违抗性障碍的基本特征是违抗、敌意、对立、挑衅、粗野、不合作和破坏行为，常在童年早期出现，青春期达到高峰。对立违抗性障碍患者的不顺从表现为经过思索的违抗或不服从，而不是由注意缺陷问题或难以控制冲动性行为或难以抑制不恰当行为引起的。

品行障碍是指18岁以下儿童青少年期出现的持久性反社会型行为、攻击性行为和对立违抗行为。这些异常行为严重违反了相应年龄的社会规范，与正常儿童的调皮和青少年的逆反行为相比更为严重。

### 18.发育性协调障碍

发育性协调障碍是指协调的运动技能和使用显著低于基于个体生理年龄和技能的学习以及使用机会的预期水平。其困难的表现为动作笨拙（如跌倒或碰撞到物体），以及运动技能缓慢和不精确（如不能精确地抓一个物体，写字、骑自行车能力差等）。

# 第九节　儿童多动症会对孩子产生哪些危害

众所周知，儿童多动症会对孩子产生重大的危害，甚至有可能影响其一生。但是对于多动症的具体危害，很多家长只知其一，不知其二。

## 一、多动症患儿遭遇学业失败的可能性更大

临床调查发现，近一半的多动症患儿遭遇了学业上的失败。与正常孩子相比，多动症患儿遭遇学习障碍的概率更大，学习上的障碍涉及阅读、知识的学习，特别是拼写和数学能力。

或许孩子遭遇学业失败的因素有很多，但是儿童多动症本身就是一个重要的影响因素。我们都知道，儿童多动症会导致孩子注意力不集中、行为多动等，而这样的孩子根本就不具备轻松学习的必要条件，更难获得老师的宽容。据统计，20%的多动的孩子有朗读和计算的困难，而只有5%到8%的非多动的孩子会遭遇这两种障碍。这些障碍会严重阻碍孩子的学习，因此，多动症患儿遭遇学业失败的可能性将比其他孩子大。

## 二、多动症患儿会产生自卑心理

儿童多动症会对孩子身心健康造成很大的影响，严重的会让孩子产生自卑等不良情绪，甚至会让孩子产生自杀倾向。那儿童多动症为什么会让孩子产生自卑的不良心态呢？

专家认为，多动症孩子注意力不集中，谈不上兴趣爱好，无论何时何地，都不能较长时间地集中注意力，即使是一般儿童最喜欢的游戏机、少儿电视节目、连环画等，也不能专心投入；上课不认真听讲，不能掌握老师课堂的重点，课后作业也不能独立完成；在记忆背诵时，多因注意力不集中而记忆不牢靠；在理解方面，也存在一定的障碍……这一系列的原因都会导致多动症患儿学习成绩普遍较差，从而经常受到家长和老师的批评，甚至被同学们嘲笑。这种情况很容易使孩子产生自卑心理，有的孩子甚至会因此产生敌对情绪，出现攻击性行为。

## 三、多动症患儿成年后可能依然多动

一部分多动症患儿随着年龄增长，神经系统发育渐渐趋于健全，某些多动症状可能会减轻甚至消失。但约有25%~30%的患儿，如果不经过治疗，病症可能遗留终生。有专家指出，若患了多动症的儿童得不到及时治疗，50%~80%可持续到成年，成为"成人多动症"。其在青春期阶段，与同龄人群相比，物质滥用（违法药物及酒精）、反社会行为、逃学以至于被开除的概率会明显升高。而到了成年期，虽然很多患者可以发展出隐蔽症状的行为机制，但是依然无法避免多动症对其造成的影响。例如现在很多年轻人喜欢频繁跳槽的现象，专家认为可能是多动症的"后遗症"。

频繁跳槽是一个双向问题。一方面说明这些人做事注意力不集中，条理性、计划性差，工作效率低，老板对其不满意，致使其不得不跳槽；另一方面由于注意力难以集中，对工作不感兴趣等原因使其不能静下心来专心工作，进而认为目前的工作不适合自己，因此就会寻机跳槽。另外，还可能由于其注意缺陷，使得与同事相处不和谐，最后选择逃避。这些人即使跳槽也没有很明确的目的性，表现很被动。

儿科专家认为，有学者调查发现，多动症患儿在成年后所从事职业的层次会明显低于同龄青年，其成年期的社会经济地位也要比没有多动症病史的人低一些。目前业界已公认儿童多动症可随年龄发展进入青春期，甚至成年期，是成人主要精神障碍之一，并可伴有其他精神障碍和社会心理问题，从而影响学业、工作、社会交往、婚姻、子女教育等诸多方面。

不过庆幸的是，如果儿童多动症在6岁以前就诊，只需使用行为矫正和调整环境两种心理学方法治疗即可。治疗时间越早，对于改善患儿的社会功能、心理健康水平、认知及今后生活水平越显著。

在国外，中枢神经兴奋剂用于治疗儿童多动症的历史已超过50年，欧洲多动症治疗指南、美国儿科学会多动症治疗指南、英国国家多动症临床治疗推荐方案、加拿大儿科学会均指出，中枢神经兴奋剂是被大量科学研究证实的安全有效的儿童多动症治疗药物，正常情况下，在医生指导下服用中枢神经兴奋剂治疗儿童多动症是安全的，可以放心，不会成瘾。

当然，儿童多动症除了药物治疗，还有心理治疗。心理治疗包括认知治疗、行为治疗、自我控制与注意力的训练，还有社会技巧的训练。这些治疗可以提高孩子的自我控制能力、自我调节能力和解决问题的能力，解决孩子的注意力缺陷，获得学业和事业上的某些技巧。

**专家提醒**

不同程度的儿童多动症对孩子的危害是不一样的，不同年龄段的孩子受儿童多动症的影响也是不一样的。

（1）对于轻微多动症患儿来说，多动症只会造成他们在学习上不能专心，不能主动学习，造成学习成绩下降；在行为上不能自控，表现为不服管束，被人歧视；对老师的批评、家长的劝说教育表示坚决改正，但由于自我约束和控制能力不足，常事隔不久又会重犯。

（2）严重的儿童多动症则会导致患儿学习成绩明显下降，不能跟班，难以读完小学及初中；在行为上惹是生非，干扰他人。

（3）随着年龄增长，多动症患儿因无法自控，易受不良的影响和引诱，而发生打架斗殴、说谎偷窃，甚至走上犯罪的道路。尤其是有的多动症患儿想要以攻击性的行为来显示自己的能力，否认自己的不足，补偿自身的缺陷，这种冲动性行为更易造成品行障碍，进而导致少年犯罪。

# 第二章 教你预防儿童多动症

对于儿童多动症的预防，应该抓住孕妇怀孕和孩子出生后这两段重要时期。

**孕妇怀孕期间**：孕妇应注意陶冶性情，保持心情愉快，精神安宁；预防疾病，慎用药物，禁用烟酒，避免中毒、外伤及物理因素的影响；提倡婚前检查，避免近亲结婚，选择配偶时要注意对方是否有癫痫病、精神分裂症等精神疾患；为了避免产伤、减少脑损伤的机会，孕妇最好选择自然顺产，因为临床中发现多动症患儿中剖宫产者所占比例较高；适龄结婚，切勿早婚、早孕，也勿过于晚婚、晚孕，避免婴儿先天不足，坚持优生优育。

**孩子出生后**：创造温馨和谐的生活环境，使孩子在轻松愉快的环境中成长。教育孩子应遵循因材施教的原则，切勿盲目望子成龙；尽量避免孩子玩含铅的漆制玩具，尤其不能将这类玩具含在孩子口中；注意合理饮食，均衡营养，使孩子养成良好的饮食习惯，不偏食、不挑食；让孩子保证充足的睡眠时间。

## 第一节 如何在饮食方面预防儿童多动症

### 一、防止铅中毒（多血液含铅量过高）

研究发现，铅的暴露水平与注意缺陷、多动/冲动存在低到中度的相关性，1~3岁儿童接触铅与多动和注意行为相关，但这种相关性非常低。轻度铅中毒的患儿表现为注意力不集中、不安感、记忆力减退；重度铅中毒可导致严重的脑病甚至死亡，但不能就此认为铅中毒是引起儿童多动症的主要原因。不过，为了防止铅中毒（多血液含铅量过高），建议父母让孩子多吃以下几种食物。

### 1. 富含维生素C的食物

维生素C可与铅结合生成难溶于水而无毒的盐类，随粪便排出体外。一般来说，每天至少需要摄入150毫克维生素C，已有铅中毒症状者需增至200毫克。维生素C广泛存在于水果、蔬菜及一些植物的叶子中。带酸味的水果，如橘子、柠檬、石榴、山楂，尤其是酸枣中维生素C的含量最高；苹果、草莓、鲜辣椒、卷心菜、蒜苗、雪里红、西红柿、菜花等也含有维生素C。

### 2. 富含蛋白质和铁的食物

蛋白质和铁可取代铅与组织中的有机物结合，加速铅代谢。含优质蛋白质的食物有鸡蛋、牛奶和瘦肉等，富含铁的食物主要是绿叶菜和水果，如菠菜、芹菜、油菜、萝卜、苋菜、荠菜、番茄、柑橘、桃、李、杏、菠萝和红枣等。

### 3. 大蒜素

由于大蒜中的大蒜素，可与铅结合成为无毒的化合物，所以从事铅作业的工人，每天吃少量大蒜比不吃大蒜的人铅中毒发生率可减少60%。

此外，果胶有抑制铅吸收的作用，酸牛奶可刺激胃肠蠕动而减少铅吸收，因此也应适当给孩子多吃。

## 二、孕期多吃鱼可降低儿童多动症的概率

美国一项新研究发现，孕期吃鱼量和孩子日后患儿童多动症的概率有一定的关系。研究报告指出，孕妇每周吃两次鱼可以使孩子日后多动症症状减少60%。另外，英国健康指南也建议孕妇每周吃两次鱼，且其中一次最好为肥鱼（如三文鱼或沙丁鱼等）。

**专家提醒**

广大孕妇应避免吃金枪鱼和旗鱼之类的"大鱼"，因为此类大鱼中汞的含量相对较高，也会影响儿童神经系统发育。

# 第二节　哪些生活细节可以预防儿童多动症

儿童多动症是一种多发且容易被患儿家长忽略的疾病，很多家长认为儿童多动症只是孩子性格的问题，但是它实际上是一种疾病，对于孩子的成长具有一定的危害。那么儿童多动症应怎样预防呢?

## 一、给婴幼儿讲故事有助于预防儿童多动症

一项研究结果表明，家长如果能每天花些时间给孩子讲故事，那么这些孩子长大后行为出现问题的可能性会降低。此外，如果家长能够认识到孩子在婴幼儿时期开发智力的重要性，并每天在孩子身上多投入一点时间，那么孩子日后的认知和学习能力都会得到改善与提高。

这项研究调查了8000多名5岁儿童在打基础阶段的情况，以及在学校学习1年后老师对他们能力的评价，并对他们的认知能力进行了测试。此外，研究人员还采用问卷调查的形式对孩子们的表现进行评估。研究侧重于测评儿童在5周岁时一般应具备的能力，以及家长在开发婴幼儿智力方面所发挥的作用。结果发现，那些家长每天给讲故事的孩子们，在看图识字测验中的表现要明显好于那些平日没有给他们讲故事的孩子们。由此可见，家长经常给孩子讲故事有助于预防儿童多动症。

相关的研究人员认为，母亲是否在孩子们婴幼儿时期教他们识字、数数并经常讲故事，与孩子们日后的学习能力好坏有着直接的关系。因此，家长在平

时不妨抽出一点时间给孩子讲讲故事，这样既能开发孩子的智力，预防多动，又可以增进与孩子的感情，营造温馨和睦的家庭气氛。

## 二、游戏有助于预防儿童多动症

游戏能帮助预防儿童多动症吗？答案是肯定的。专家认为，儿童有自己的世界，他们不是成人的缩影，因此要了解他们，必须从发展的角度着手，而游戏正是儿童的语言。通过游戏，儿童能表达出内在世界与想法，并借此与环境互动和沟通。因此，家长可以通过游戏这种儿童最自然的表达方式，来帮助孩子排除成长过程中遭遇的心理阻碍。所以，用孩子天生最爱的游戏抚慰他们受伤的心，近年来被欧美国家公认为是对儿童学习与成长最有效的治疗模式。

游戏有成百上千种，但是儿童游戏治疗师在运用、设计游戏时要始终坚持一种精神，即让孩子明白这里是安全的，接纳他的，允许他自由表达的。即使他举起玩具要打你，你也不要抓住他的手制止，而应该温和且坚定地告诉他："我们说好了，不能伤害我，也不能伤害你自己。"相信孩子，他会主动把手放下来的。

另外，很多多动症患儿的父母都知道，为了在某一段时间内吸引并"固定"孩子的注意力，让孩子看电视或玩电子游戏是比较理想的办法。但专家不建议这样做，很多医生在接待前来治疗的多动症患儿时，第一个举措常常是让其放弃、远离电子游戏，因为电子游戏会"束缚"孩子，让孩子上瘾。

不过，虽然电子游戏会滋生孩子的依赖感，但是儿童多动症专家并不建议完全禁止孩子玩电子游戏，而是建议利用电子游戏培养父母与孩子之间的感情。如果父母中有一方对电子游戏感兴趣，那么就可以对孩子玩电子游戏实行一定的管制。

同时，父母还应鼓励孩子和同学一起玩，而不是一个人玩，鼓励他多参加体育活动或户外活动，这些都很重要。

此外，还有其他可以做到的事情，例如：

（1）适当奖励：当孩子表现出良好的行为时，如在学习的过程能够保持专注的态度，家长应该给予一定的奖励，并鼓励他继续坚持。

（2）健康的生活环境：创造温馨和谐的生活环境，使孩子在轻松愉快的环境中成长，因材施教，切勿盲目望子成龙。注意合理饮食，使孩子养成良好的饮食习惯，不偏食、不挑食；保证充足的睡眠时间。

（3）鼓励孩子积极参加活动：多让孩子参加丰富多彩的活动，使他们能有机会宣泄过剩的精力。同时，也要鼓励孩子的安静行为，用口头表扬、鼓励等强化方法逐步培养他们养成能静坐、集中注意力学习和做事的习惯。

**专家提醒**

父母在购买电子游戏前，要先检查游戏的内容和游戏盒上面的标签，因为标签上明确规定了适合玩该游戏的年龄段，尤其是暴力游戏和情色游戏，千万不要让孩子接触。同时要控制孩子玩游戏的时间，帮助孩子克制自己玩游戏。

# 第三章 如何治疗儿童多动症

儿童多动症是一种在儿童和青少年时期常见的精神行为障碍，主要症状表现为注意缺陷、活动过度、冲动、认知障碍和学习困难。如果得不到及时规范的治疗，50%至60%的多动症患儿症状将持续到成年。在一些发达国家，儿童多动症已经家喻户晓，而且很多父母、老师都很重视和关注儿童多动症的相关问题。然而，在我国，目前人们对于此病的关注和认知度比较低。

## 第一节 孩子被确诊儿童多动症后该怎么办

如果经过正规医院专科医生的科学检测，诊断孩子确实患了儿童多动症，家长、老师们先不要慌，记得努力做到以下几点。

### 1. 清楚认识儿童多动症是病

无论家长或老师都不能错怪孩子，不可责难孩子，更不要实施打骂等高压教育，这样只能适得其反。父母、老师应对多动症患儿表示出格外的关爱，并做出更多的付出。

### 2. 明确病因，合理治疗

对于儿童多动症而言，治与不治后果大不一样，不能放任不管，听之任之，误认为成年后自然会好。由于此病患儿学习不集中，学业跟不上，所以即使成年后情况好转，再想学习也为时已晚。不过，治疗也不要盲目乱投医，滥用药，而应在专业医生的指导下进行综合治疗。

### 3. 合理的心理行为治疗

发现孩子多动后宜及早实施心理教育和行为训练治疗，最好在6岁之前，重点培训自我控制能力，减轻注意力涣散的症状，并根据不同孩子的症状设计一套鼓励其良好行为、限制其不良行为的训练程序。训练中以表扬、赞许、奖赏等方式强化其良好的行为。特别是要找出每个孩子的优点和优势，及时予以鼓励，增强其信心。对不良行为适当处罚，起初要避免过严的处罚，坚持先鼓励后惩罚的原则。一般在2~3次表扬后有1次处罚即可；若一段训练之后，患儿仍出现攻击和破坏性行为，也可采用"矫枉过正"的处罚方法，如短期隔离等。

### 4. 规范药物治疗

对6岁以下的患儿应以教育和行为矫正为主，6岁以上的学龄儿童则可酌量给予药物治疗，但要遵照医嘱用药。目前最常用的药是盐酸哌甲酯，用药后能使儿童注意力集中，小动作减少，学习成绩明显进步。这种药的副作用主要是食欲不振、恶心和失眠等，但一般不严重。接受治疗的多动症患儿长大后有2/3不再出现任何精神障碍症状。

### 5. 合理饮食疗法

多动症患儿应少食含酪氨酸的食物，如挂面、糕点等；少食含甲基水杨酸的食物，如西红柿、苹果、橘子等。饮食中不要加入辛辣的调味品，如胡椒等；也不宜使用酒石黄色素，如贝类、红柿子、橄榄等食物。同时，应多食含锌丰富的食物，因为锌是人体内的微量元素，与人体的生长发育密切有关。锌缺乏常使儿童食欲不振、发育迟缓、智力减退。研究发现，学习成绩优良的学生，大多数头发中锌含量较高。所以，常吃含锌丰富的食物，如蛋类、肝脏、豆类、花生等对提高智力有一定帮助。此外，还应多食含铁丰富的食物，如动物肝脏、禽血、瘦肉等。因为铁是造血的原料，缺铁会使大脑功能紊乱，影响儿童的情绪，加重多动症状。值得注意的是，多动症患儿应少食含铅食物，如皮蛋、贝类等。因为铅可使孩子视觉运动、记忆感觉、形象思维、行为等发生改变，出现多动。还应少食含铝食物，因为铝是一种威胁人体健康的金属。食铝过多可致智力减退、记忆力下降、食欲不振、消化不良。多动症患儿也要少吃油条，因为制作油条需要在面粉中加入明矾，而明矾的化学成分为硫酸钾铝，所以吃油条不利于孩子的智力发育。

### 6. 关注积极面

由于多动症患儿存在多动、注意力不集中、学习成绩下降、人际关系差等种种问题，家长往往倍感疲惫，有的甚至暗自抱怨："怎么会摊上这样一个孩子。"孩子自身也会出现自卑等一系列心理行为问题。

然而，值得注意的是，我们不应只关注多动症对孩子的负面影响，其实这类孩子有着精力充沛、热情、好动、喜交际等个性特征，成年后适宜从事销售、文体艺术、软件设计、股票经营等工作，这是他们的优势所在。医生在门诊中曾碰到一位多动症患儿的父亲，他很乐观，说自己就是多动症，现在也过得很好，白领阶层，从外地来上海，生活很美满。再一追问，原来他是某品牌的区域销售总代理。因此，患儿及家长，特别是家长，不要因为孩子诊断了儿童多动症就悲观、失望，要认识到孩子的优势及长处。在这一方面，一些老师就做得非常好，他们善于因人而异、因材施教。

**专家提醒**

多动症患儿的家长也不能盲目乐观，认为不治疗患儿的"动"和"皮"会随着年龄的增长而好转。根据国外多年的资料表明，儿童多动症不治疗的危害是严重的，如吸毒、车祸、物质滥用等。

**延伸阅读**

### 多动症患儿共病其他精神障碍

共病是一个以上特定障碍的诊断同时存在的状态，包括一种障碍引发另一种障碍的情况，也包括了两种障碍独立存在的情况。

多动症患儿存在较多的共病，共病比例接近1/2到2/3，相反，单纯的儿童多动症比例反而不高。作为一种神经发育性疾病，儿童多动症与一些发育相关问题存在共病，包括学习困难、运动协调性障碍、孤独谱系障碍，这些问题的共病提示部分多动症患儿存在多种发育性的问题。此外，多动症还涉及的共病问题包括对立违抗性障碍、品行障碍、抽动障碍、心境障碍、物质滥用、睡眠障碍、精神障碍等。

一些基本人口学资料也与不同的共病类型有一定的关联。例如，男性多动症患儿更容易共病发育性问题和行为问题，而女性患儿更容易共病情绪问题。学龄早期较多见单纯的多动症，或者容易共病发育性的问题；而随着年龄的增加，多动症负性行为圈逐渐形成，患儿容易合并各种行为问题；到了青春期或者学龄后期，情绪问题也逐渐突出起来。

我国进行的关于儿童多动症共病的调查发现：多动症患儿中共患破坏性行为障碍占46.3%，共患学习困难占37.8%，共患抽动障碍占15.2%，共患心境障碍占4.9%，共患情绪障碍占14.6%，而没有明显共患病的患儿占26.8%。随着患儿年龄的增加，共病率也显著增加。共病问题的存在提醒我们一定要到正规机构寻求专业人员的帮助。

## 第二节　早期治疗，家长应该做些什么

很多家长认为儿童多动症不治也能自愈，于是对孩子的多动症总是一拖再拖，其实这样很容易使孩子错过儿童多动症的最佳治疗时机。最新的调查研究显示，大部分被诊断为儿童多动症的儿童，其症状会延续至青春期乃至成年，也就是说，儿童多动症一般不能自愈，而是需要进行药物相关治疗的。

儿童行为疾病专家认为，症状较轻的多动症患儿，如能及早发现，加强教

育，改善生活环境，有些患儿可以不用药物治疗。随着年龄的增长，青春期之后活动过多可能会得到抑制。而对于症状较重的患儿则大不一样，必须及早行动，采用必要的药物治疗，才能取得良好效果。否则，极有可能延误治疗，加重病情，最终发展成具有破坏性、攻击性行为的严重多动症，且还会延续至成年，形成成人多动症，给以后的学习、工作造成不良影响。

## 一、多动症患儿就诊前需要做哪些准备工作

众所周知，全面评估和正确诊断是成功治疗儿童多动症的基础。为使医生能够更好地对孩子进行相关检查并做出正确评估，在就诊前，家长一定要做好以下准备工作。

首先，家长需列好一个清单，帮助自己理清孩子的问题。主要包括：孩子平时在家、学校经常出现的不正常行为，必要时可以先跟老师谈谈；家庭方面的相关信息，如家庭成员是否有酗酒、吸毒史，夫妻关系如何，对于孩子的管教方式如何等。这些清单记录的范围应该覆盖家长和医生面谈时涉及的大多数问题，这样有助于就诊时尽快地集中到家长所关心的话题上。

其次，就诊时最好带上婴儿发育手册，因为它能提供孩子胎儿期、出生时以及各种年龄段发育所达到的重要指标。如果没有婴儿手册，家长可尝试回忆如下重要信息：怀孕期间，孕妇有没出现什么问题；孩子出生时的体重以及出现的问题；孩子是否患过严重疾病或受过外伤；孩子在坐、爬、行走、说话等方面是否有发育延迟现象等。

## 二、多动症患儿就诊时需要注意什么

医生对一个多动症患儿做出全面的专业性诊断一般包括以下几个步骤。

### 1.访谈

访谈是就诊的第一步，其中包括访谈父母、访谈孩子、访谈老师。通

过一系列的访谈可以让医生更好地了解孩子的症状，帮助医生更好地做出诊断。

### 2.体格检查

医生需要对多动症患儿做一个完整的体格检查，以便发现孩子存在的躯体问题。体格检查包括检查甲状腺问题，检查神经系统，测量孩子的身高、体重、头围等，测查孩子的听力、视力、血压等。医生会根据孩子的躯体检查情况决定是否需要使用药物治疗。

### 3.实验室检查

因为目前还没有诊断儿童多动症较有价值的实验室检查方法，所以医生可以在怀疑孩子有某方面的问题时为孩子进行相对应的检查，如染色体、脑电图、磁共振检查等。

### 4.心理评估

为提高诊断的可靠性，心理学家编制了许多评定量表，并设计了许多测验项目，用来把儿童的行为、情绪、智力等数量化，这些量表和测验已经成为评估和诊断儿童行为问题的主要辅助工具。需要提醒的是，不能单纯地凭借量表和测验结果进行诊断，只有将结果与临床观察相结合，才能做出准确的诊断。

**专家提醒**

早期干预有助于提高患儿的自尊心，改善伙伴关系、亲子关系和认知功能。目前专家主张采取综合治疗措施，包括教育引导、心理治疗和药物治疗等相结合的方法。最简单、有效的治疗是药物治疗。而采用综合治疗措施是对多动症患儿本人及其家庭进行心理干预，并对学校方面进行干预治疗，这样既可以使患儿得到更全面的治疗，还可以减少药物的剂量和不良反应。

## 第三节　关于药物治疗，家长一定要知道的事

儿童多动症并非不治之症，国内外多年的研究表明，80%以上的多动症患儿治疗有效，如注意力集中时间延长，能独立完成作业，学习成绩提高，人际关系改善等。药物（兴奋剂，如盐酸哌甲酯）和行为治疗是国际公认的两种行之有效的治疗方法，只有通过有效治疗，多动症的优势才能用于学习和生活中。

### 一、多动症患儿都需要药物治疗吗

很多家长一听到治疗，就会想到用药，而儿童正好处在发育期间，对用药安全与否的担忧常常让父母不敢轻易带孩子看病，其实并不是所有的孩子都需要使用药物。

2011年美国儿科学会发表了新的儿童青少年儿童多动症诊疗指南，治疗的推荐比较细化，修订后的指南按照患者不同年龄阶段推荐不同的治疗措施：4~6岁建议行为治疗为主；7~11岁推荐药物治疗联合行为治疗；对12~18岁的患者，推荐药物治疗为先，行为治疗为后，同时配合适当的心理治疗。临床医师需要和家长、患者、学校老师等多方合作，遵循个体化治疗的原则制定治疗目标。

如孩子6岁后采用药物治疗，一般采用的是中枢神经兴奋剂治疗。对于安全问题，在近50多年的使用中，各国调查至今未发现孩子口服中枢神经兴奋剂药物治疗多动症成瘾的病理研究报告，也就是说，在医生指导下服用中枢神经兴奋剂治疗儿童多动症是安全的，可以放心，不会成瘾。

## 二、儿童多动症的药物治疗是否治标不治本

很多多动症患儿在服药后，症状都会有很大的改善，可是一旦停药后，各种症状便会重新出现，孩子又回到了老样子。对此，有人怀疑，治疗儿童多动症的药物仅仅是让孩子镇静，掩盖孩子的多动症状，而没有根治的作用，真的是这样吗？

在解答这个问题之前，先来了解一下药物的药理作用机制吧。多动症患儿的神经突触间隙内缺少多巴胺和去甲肾上腺素，神经传导通路发生障碍，大脑皮层的工作效能减弱，从而造成患儿注意力不集中、多动、冲动等症状。而药物是通过提高突触间隙神经递质浓度而使神经冲动在神经细胞间正常传递，这与糖尿病患者使用胰岛素的道理是一样的。虽然目前来说，还没有任何一个药物可以根治儿童多动症，但通过对多动症的大量研究表明，药物能够增加大脑活动水平及觉醒能力，维持工作效能，保持注意力并抑制不必要的冲动，使孩子的行为符合社会规范，培养良好的行为方式，为学习打好基础，避免自尊心受损。从这点来说，适当的药物治疗还是有利于多动症患儿康复的。

## 三、为什么有时药物疗效不理想

### 1.病因复杂，药物局限

多动症又被认为是一种活动过多，注意力难以集中，情绪容易冲动，并伴有认知障碍和学习困难的综合征。既然是综合征就应该综合治疗，单纯药物治疗难以取得完美的疗效。

### 2.不能对症，不能根治

目前普遍认为有效的药物盐酸哌甲酯和苯丙胺，都是根据中枢神经递质

儿茶酚胺不足学说所采取的对症疗法，其目的是用这些药阻止单胺氧化酶对递质的破坏，促使神经元释放儿茶酚胺，提高递质浓度，达到抑制多动的作用。但它毕竟不能从根本上扭转脑器质性病变，一旦停药或使用不当，症状又会复发或加重。在病因没有完全弄清之前，根治儿童多动症显然是很困难的。

### 3.药物治疗多不规范

目前，有限的药物治疗受到了各种因素的干扰，很难规范，特别是对药物认识的混乱。不少家长（包括部分医生）认为，吃了精神科的药后，孩子会变呆，影响孩子的精神和智力发育。再加上这些药的确有令患儿口干、厌食、恶心等不良反应，因而药物治疗无法规范地坚持下去，这样也就很难取得显著的疗效。

### 4.诊断错误，药自无效

由于人们对儿童多动症的了解不够深入全面，经常会将"多动症"的帽子给学习差的孩子戴上，从而诊断错误，不能对症下药，故而治疗效果不佳。

## 四、恢复社会功能是治疗儿童多动症的目的

儿童多动症是一种常见的生理性疾病。我国近2000万名儿童患有儿童多动症，有50%~60%的患儿症状会持续到成人期。美国国家儿童研究中心首席研究员Swanson教授指出，有研究显示，生物学因素在确定儿童多动症病因方面起了关键作用。儿童多动症与人体脑部的多巴胺系统有关。脑结构与功能研究显示，多巴胺缺乏是儿童多动症最重要的致病因素。

因此，治疗儿童多动症的首要目标应该是使患者的功能最佳化，例如：

（1）提高学习或工作成绩，尤其是学习或工作效率，帮助他们提高完成家庭作业或工作的独立性，以及完成的准确性。

（2）改善他们与家长、兄弟姐妹、老师和同伴间的关系。

（3）减少破坏性行为。

（4）提高生活安全性，如不鲁莽行事等。

（5）改善其自尊心。

儿童多动症治疗的最终目标是症状缓解，即临床治愈，无症状或症状最小化。

**专家提醒**

治疗儿童多动症是一个长期的过程，包括药物治疗和行为治疗（心理社会干预）。中枢神经药物对75%~90%多动症患儿有效。用药物进行治疗时，盐酸哌甲酯能有效减轻注意缺陷、多动和冲动症状，大约70%的多动症儿童对该药有较好反应。我国《注意缺陷多动障碍诊疗指南》推荐的长效盐酸哌甲酯控释片（利他林），可持续12小时释放，提高了患者的依从性。其他对儿童多动症症状有效的中枢神经系统兴奋剂还有d-苯丙胺（速释与缓释）。此外，抗抑郁药（包括三环类抗抑郁药）有时也用于二线治疗。

# 第四节 什么情况下可以采用药物治疗

关于儿童多动症可否用药，曾争论多年，近20年，随着儿科学、神经精神病学、心理和教育学的重大进展，大多数专家认为在儿童多动症一经确诊后，便可以给予药物治疗。其实，药物治疗也是要遵循一定原则的。

### 1.要充分考虑患儿的年龄因素

6岁以下患儿药物治疗效果较差且有更多的不良反应，因此不建议使用；而年龄在7岁以上，完全具备儿童多动症的诊断条件，包括多动、思想不集中、行为障碍、学习困难者可以考虑药物治疗。但切记，年龄较小，情况较为严重的患儿，如果不得不采用药物治疗，医生需要密切监测药物的不良反应。

### 2.考虑是否应用药物治疗的特殊情况

（1）在非药物干预措施（如行为治疗等）无效的情况下，可以考虑药物治疗。针对目前我国心理医生缺乏，心理治疗无法普及的情况，以及家长管教无效的情况下，也可以应用药物治疗。

（2）虽然学习无困难，但有严重的多动、冲动、不守纪律，严重影响课堂秩序，使老师无法授课者，亦应开始用药物控制症状，再辅以其他治疗方法。

（3）虽然有多动，思想不集中，但学习成绩尚可者，可暂以心理指导和行为训练来代替药物治疗，如症状加重或学习成绩下降，再进行药物治疗。

（4）如果儿童身体发育不良，有器质性疾病，如心、肝、肾受损等，不推荐药物治疗，如果必须用药，要权衡利弊，综合考虑。

（5）家庭不和睦，父母文化水平低、性格暴躁，不能耐心管理孩子等家庭环境下，建议患儿可先行药物治疗。

### 3.寻找最佳的剂量

由于中枢神经兴奋剂的剂量－效应关系存在明显的个体差异。因此，临床医师应该从低剂量开始使用，之后逐渐调整剂量。患儿服用的第一个剂量可能不是改善功能的最合适剂量，临床医师应该继续使用更高剂量以获得更好的反应。如果出现严重不良反应，则不应该再增加剂量。若在高剂量产生不良反应或没有进一步改善时，则说明此时的策略可能要求降低剂量。药物治疗的理想目标是使用药物的最小剂量达到最大疗效的同时，不良反应最小。

如果多动症患儿服用一种兴奋剂在最大剂量时仍不起作用，临床医师应换用其他兴奋剂。对于缺乏阳性反应或出现难以耐受的不良反应的患儿，应换用另一种推荐的兴奋剂。

### 4.考虑是否共患其他疾病

若治疗方案没有达到治疗目标，临床医师应评价初始诊断是否正确，所用的治疗是否恰当，治疗方案的依从性如何，是否合并其他疾病等。多动症患儿常常伴发其他疾病，尤其是对立违抗性障碍、双相障碍、焦虑障碍、抑郁障碍和学习障碍等，这些疾病通常使儿童多动症的治疗复杂化。

### 5.有计划地定期随访

临床医师应该对多动症患儿进行有计划地定期随访，随访的信息包括患儿服用药物的类型、剂量、给药频率、药物不良反应以及对治疗的反应。同时，还应考虑到患儿的行为会随时间和正常发育而改变，其家庭和学校环境也会存在动态的变化。由于这些因素的改变都可能影响目标行为，因此临床医师和患儿、家长需要根据情况调整计划，帮助患者及其家庭做出合理的选择来促进患儿的长期健康。

## 第五节　患儿接受药物治疗时需要注意什么

对于多动症患儿来说，药物治疗只能起到改善注意力的作用。在注意力改善的基础上，家长和老师必须对患儿进行积极的语言鼓励、行为强化和正确引导等综合干预措施。另外，在儿童多动症治疗过程中，家长还需注意以下几个方面。

### 1.怎样使用药物治疗

中枢神经兴奋剂是治疗儿童多动症的一线药物，疗效可达80%左右。新一代的抗抑郁剂（盐酸氟西汀、盐酸舍曲林等）是治疗儿童多动症的二线药物，疗效可达60%左右，但只有当中枢神经兴奋剂疗效不明显时才考虑使用。

### 2.怎样联合用药

由于大约有一半以上多动症患儿同时患有其他心理障碍，因此在下列情况下，联合用药往往可以获得较好的效果。

（1）对于既有儿童多动症又有抑郁症状的患儿，在服用兴奋剂（如盐酸哌甲酯等）的基础上，使用抗抑郁药（如盐酸氟西汀、盐酸舍曲林等）可以获得较好的效果。

（2）如果患儿在有多动症的同时还有双相情感障碍，那么可以考虑分别用药。对于双相障碍，可以使用情感稳定剂（如碳酸钾）；对于儿童多动症，可以使用兴奋剂（如盐酸哌甲酯等）。

（3）相当一部分有精神发育迟缓或发育障碍的患儿具有多动症的症状，对这些患儿而言，给予治疗儿童多动症的药物可以使其多动症状获得缓解。然而，对于一些特定的发育障碍（如学习困难）而言，其主要治疗是采取各种支持性措施。药物并不能将学习困难或精神发育迟缓治好，但药物可以有助于其他治疗措施更好地实施。

### 3.什么时候停药

通常，家长总是认为药物治疗会给孩子带来各种各样的不良后果，所以经常会在孩子的症状有所改善时便自行给孩子停药。那么对于多动症患儿来说，到底什么时候停药最合适呢？专家认为，停用药物没有固定的方针，什么时候停药取决于患儿症状的缓解程度以及对社会的适应情况。

一般来说，具有以下行为的多动症患儿可以考虑停药，如患儿症状轻微，即使一些多动症状依然存在，但学习和人际关系不受影响，可以考虑停止药物治疗；儿童仍有显著的多动症状，但是在换了一位更有管理能力的老师，且愿意同家长配合在教室使用行为矫正方式治疗后，就可以停药观察一段时间。如果症状加重，可能需要恢复药物治疗。据统计，20%以上的患儿可以在治疗1年左右停止药物治疗。

另外，家长还可以尝试让患儿每年停止用药1~2周，观察儿童自我控制的程度，如果儿童各方面的适应能力都比较令人满意，老师对他也没什么特别的看法，就可以完全停药。相反，如果孩子在学校的表现仍然有明显的症状，那就应该恢复药物治疗。

**专家提醒**

　　有许多人称治疗儿童多动症的药物（盐酸哌甲酯等）为"聪明药"，认为只要服药，孩子的成绩就能上去，这种观点是错误的。服药仅仅是对孩子帮助的第一步，即使在孩子服药后，家长还需要做很多的事情。

　　首先，家长要细心观察药物是否已经达到适合孩子的剂量。其次，家长需要给孩子足够的自信心。最后，家长要了解中枢神经兴奋剂不是"聪明药"，无法提高孩子的智商。

　　此外，建议孩子在上初中一年级时最好坚持服用药物治疗1年。因为，学生刚踏入初中生活，学校教学方法有所改变，功课难度也有所增加，孩子在这一年更需要足够的自我控制能力。

# 第六节　利他林和专注达怎么吃

## 一、利他林和专注达在治疗儿童多动症方面有什么区别

　　中枢神经兴奋剂是当今临床使用最有效的精神药物之一，也是儿童时期最常见的精神疾患处方药。近70多年以来的研究证明，其是治疗儿童多动症安全、有效的药物。双盲、安慰剂对照研究发现，大约70%的多动症患儿服用兴奋剂治疗会显示出良好的反应。

　　服用兴奋剂后，多动症患儿在持续性注意、冲动控制、坚持努力工作等

方面有了明显的提高，而且减少了与任务无关的活动以及吵闹行为。兴奋剂也促进了患儿与父母、老师和同伴的社会交往与合作性。兴奋剂还可改善患儿的教室内行为，表现为患儿能够安静坐在座位上，坐立不安和手脚乱动的情况减少，不再干扰他人。另外，在改善家庭行为方面，主要表现为能够集中注意力完成作业，服从大人指令，从而使亲子关系也得到了改善。

现在临床上使用的药物主要有两种，即利他林（盐酸哌甲酯速释片）和专注达（盐酸哌甲酯控释片），两者的成分相同但剂型不同。

利他林是速释片，也就是说药片一旦进入人体就开始释放，达到药物有效浓度大概需要半小时左右，所以在孩子正式上课前半小时服用药物就能在需要的时候发挥药效。但根据每个孩子的身高、体重以及各自体内代谢速度的不同，需要的药量也不相同，因此在起初服药时，家长应当留心观察药物是否对孩子有效，有时还需要得到老师的配合，如果没有达到效果，就必须增加用药量，从而获得满意的效果。

专注达的药物作用与利他林完全相同，但它是一种控释片，其药效能维持12小时，而且由于它的特殊药物构造，使得药物缓慢释放，从而将人体内药物的浓度保持在一个恒定的有效范围内，因而能达到很好的治疗效果。

**专家提醒**

家长们千万要记得，专注达的特殊效果与药片的结构密切相关，如果将药物掰开服用，其结构就会遭到破坏，特殊效果也就会消失。

## 二、盐酸哌甲酯对治疗儿童多动症有什么疗效

盐酸哌甲酯是治疗儿童多动症的中枢神经兴奋性药物之一。由于它的疗效确切，使用相对安全，在几十年的临床使用中也得到了广泛的认可。中国国家药品监督管理局（NMPA）及美国食品药品监督管理局（FDA）也批准了盐酸哌

甲酯用于治疗儿童多动症和发作性睡病。

盐酸哌甲酯能够通过抑制突触前膜转运蛋白活性，减少多巴胺和去甲肾上腺素浓度，使神经冲动在神经细胞间正常传递，从而控制多动症的症状。临床治疗也证明，盐酸哌甲酯治疗儿童多动症安全、有疗效。

（1）提高儿童学习效率：该药物能够通过改善孩子的注意力，降低冲动性，使孩子专心听讲，获取更多的知识，提高学习成绩。

（2）改善孩子烦躁的情绪：很多多动症患儿自己能感觉到，在服用药物后愤怒、敌意的情绪减轻，不再烦躁不安，内心平静了很多。

（3）改善人际关系：服用盐酸哌甲酯可使多动症患儿自觉遵守老师规则，服从老师的领导，获得同学的接纳，能与他人和睦相处。

## 三、盐酸哌甲酯的用药剂量

对于盐酸哌甲酯的用药剂量，需要通过定期观察儿童的疗效和监控不良反应，从而将药量调整到最理想的剂量。专家提醒患儿家长，服用盐酸哌甲酯的儿童在开始时应该每周就诊1次，以便医生更好地观察药物的疗效和不良反应。待取得稳定疗效后，可以每隔3~6个月就诊1次。

### 1.盐酸哌甲酯速释剂（利他林）

利他林较理想的口服剂量是0.45 mg/kg。但是中枢兴奋剂的用药剂量通常都不是由体重决定的，必须根据个体差异逐渐调整剂量，逐步摸索到一个可以很好控制症状而副反应较小的合适剂量。一般可以从每次5 mg（半片）、每日1~2次开始，如果是6岁以下患儿，则用2.5 mg。通常在上午7点左右和中午服用。每周增加5~10 mg，直至疗效满意为止，1次剂量不超过40 mg，每日最大剂量不超过60 mg。服用利他林后大约20~30分钟起效，摄入1.0~1.5小时达到血药峰值，半衰期为2.5小时。利他林起效快，但疗效维持时间短，所以每日需服药2~3次。有些患儿为了能够完成晚上的家庭作业，还要在下午服药1次，但要记住最后1次服用药物不要晚于入睡前4小时。

### 2.盐酸哌甲酯控释片（专注达）

专注达采用口腔渗透系统的设计，当药物进入胃肠道，药物包衣中含有治疗的初始剂量。经过水的溶解后迅速释放，其余的药物包裹在药物的片心中，通过渗透压的改变，从激光孔释放出来。根据其药代动力学特征，起效时间在1~2小时，7~9小时达峰，有效性持续10~12小时。专注达有18 mg、27 mg、36 mg和54 mg的剂型，目前在我国上市的只有18 mg和36 mg两种剂型。

专注达的使用较方便简捷，减少了由于患儿因忘记服药而疗效欠佳的情况，提高了治疗的依从性。专注达可以对近期未接受治疗的患儿直接用药治疗，起始用量一般为18 mg/日，1周后根据效果和副作用可予加量。根据这一加药原则，专注达的使用剂量在18~54 mg之间，而对于正在使用利他林治疗的患儿也可以按照一定的方法直接换用。换药剂量为：利他林5 mg，每日3次口服换为专注达18 mg/日；利他林10 mg，每日3次换为专注达36 mg/日；利他林15 mg，每日3次换为专注达54mg/日，研究证明换药过程是安全的。

## 四、盐酸哌甲酯能根治儿童多动症吗

在任何情况下，盐酸哌甲酯都不能根治儿童多动症。但是因为它对大多数多动症患儿的症状改善具有立竿见影的效果。那么，服用盐酸哌甲酯到底有什么益处呢？

（1）短期疗效：改善行为，减少冲突和挑衅行为，改善人际交往关系，提高学习成绩和改善课外表现等。

（2）长期疗效：长期服用盐酸哌甲酯可以减少多动症在未来引发共病，特别是防范滥用某些物质，如酗酒、抽烟、吸毒等。如果长期在严密的控制下有节制地服用盐酸哌甲酯治疗，还可以减少患者通过吸烟、酗酒或吸毒的方式进行"自我医疗"的风险。

## 五、盐酸哌甲酯治疗儿童多动症会产生哪些不良反应

患儿在服用盐酸哌甲酯时，会产生一些不良反应，但大多数症状比较轻微，且症状多会在停药24小时之后消失。相关统计发现，只有1%~3%的患儿因不能耐受盐酸哌甲酯而必须停药。其不良反应主要有以下5个方面。

### 1.食欲降低

食欲降低是用药的最大障碍，经常会导致停止用药。研究发现，在用药最初的3个月内，食欲降低的比例较高，以后逐步减少；在第12个月时，只有不足10%的患儿进食量少于平时。专家提出的处理方法是，让患儿吃好早、晚餐，以防止因中餐摄入不足所造成的营养不良。

### 2.心率加快、血压升高

这种不良反应只在一部分患儿身上出现，且变化轻微，不会有危险性，无须特殊处理。一般在1~12周后，症状会逐渐消失。

### 3.失眠

这种不良反应通常发生在刚服用药物的时候，可以通过减少药物剂量来缓解。

### 4.发生情绪变化

有些儿童在刚开始服药的几个小时内会出现情绪变化，继续治疗后大多会消失。专家认为，这可能与药物剂量高或个体敏感有关。

### 5.抽动

患儿服用此药后有一定概率会出现短暂性抽动，其中一部分是之前曾有过抽动，服用此药后，抽动症状加剧；而另一部分则是由此药诱发的。一般来说，停药1周后，抽动症状会减轻，或可以使用治疗抽动的药物来改善。专家提醒医生，在接诊多动症患儿时，一定要问清楚患儿是否有过抽动症或者家族

中是否有抽动症病史，如果有的话，最好用可乐定或盐酸托莫西汀等药物来代替盐酸哌甲酯。

表1　中枢神经兴奋剂常见副反应的处理方法

| 副反应 | 处理方法 |
| --- | --- |
| 恶心、食欲不振、体重下降 | 进餐时和食物一起服下 |
| | 使用补充增加能量（阻止强迫进食） |
| | 改变药物的准备 |
| | 考虑辅助治疗（去甲替林、培高利特） |
| 失眠、噩梦 | 把服药时间提前 |
| | 改服短效制剂 |
| | 下午或晚上停止服药 |
| | 评估睡眠卫生情况 |
| | 考虑辅助治疗（可乐定、米氮平、褪黑素、抗抑郁剂） |
| 头晕 | 减少剂量 |
| | 监测血压 |
| | 改服长效制剂 |
| 症状反弹 | 重复兴奋剂的剂量 |
| | 改服长效制剂 |
| | 考虑替代的或辅助治疗（小剂量短效制剂或可乐定、抗抑郁剂） |
| 易激惹 | 评估症状的时间（在高峰或偏移时间） |
| | 减少剂量或改为长效制剂 |
| | 评估共病（焦虑症、心境障碍、物质依赖） |
| | 考虑替代的或辅助治疗（抗躁狂药、抗抑郁剂） |
| 生长受影响 | 尝试在周末或假期停药 |
| | 如果严重或持续存在，考虑替代治疗 |

**专家提醒**

　　盐酸哌甲酯不是对每位患儿都有效，且对儿童多动症不同类别的疗效都是不一样的。有下列情况者应注意忌用或慎用盐酸哌甲酯：

　　（1）有癫痫病史者。因为中枢兴奋剂可诱发癫痫发作。

（2）6岁以下儿童禁用。因为它可以影响小年龄儿童的生长发育，有人认为这与盐酸哌甲酯刺激白天生长激素的分泌、抑制夜间生长激素的分泌有关。

（3）伴抽动症者禁用。因为部分患儿服用中枢兴奋剂后会使抽动症状加重。

（4）16岁以上的青少年慎用。因为部分青少年服用中枢兴奋剂后会产生依赖和成瘾现象。

# 第七节　了解盐酸托莫西汀和可乐定

## 一、盐酸托莫西汀的疗效

盐酸托莫西汀（择思达）是一种选择性去甲肾上腺素再摄取抑制剂，也是一种非中枢兴奋剂类药物。它是第一个被批准用于治疗儿童多动症的非兴奋型药物。2002年在美国上市，2007年正式登陆中国。用于治疗6岁以上的儿童、青少年儿童多动症（盐酸托莫西汀对年龄小于6岁的患儿的安全性和疗效尚未确定），已有十几年的临床应用经验。

### 1.有效性

盐酸托莫西汀在缓解多动症症状方面均明显优于安慰剂，与盐酸哌甲酯疗效相当，并且显示出量效关系。多项临床试验已经证明，盐酸托莫西汀可显著改善儿童、青少年及成人多动症的核心症状，如注意缺陷、多动、冲动等，且患者自我评价、与同伴交往、家庭内交往等能力也得到相应的改善，社会功能也有所提高。目前，这种药的疗效和安全性已在多个国家近500万儿童多动症患者身上得到证实。该药适用于使用兴奋剂无效或产生严重不良反应、共患抽动障碍、情绪障碍、药物依赖的儿童多动症患者。

### 2.剂量与用法

盐酸托莫西汀为胶囊，我国有10 mg、25 mg和40 mg三种规格。

对于体重不足70 kg的儿童和青少年，开始时盐酸托莫西汀的每日总剂量应约为0.5 mg/kg，并且在3天的最低用量之后增加给药量，至每日总目标剂量约为1.2 mg/kg。可每日早晨单次服药或早晨、傍晚平均分为2次服用。每日剂量超过1.2 mg/kg未显示额外的益处。对儿童和青少年每日最大剂量不应超过1.4 mg/kg或100 mg，选其中较小的一个剂量。

对于体重超过70 kg的儿童、青少年和成人，开始时盐酸托莫西汀每日总剂量应为40 mg，并且在3天的最低用量之后增加给药量，至每日总目标剂量约为80 mg。每日早晨单次服药或早晨、傍晚平均分为2次服用。在继续使用2~4周后，如仍未达到最佳疗效，每日总剂量最大可以增加到100 mg，没有数据支持在更高剂量下会增加疗效。对体重超过70 kg的儿童和青少年以及成人，每日最大推荐总剂量为100 mg。

盐酸托莫西汀口服吸收迅速，食物不会影响其绝对生物利用度，可在饭前或饭后服用，也可与食物同服或分开服。

### 3.不良反应

一般来说，用药者对盐酸托莫西汀的耐受性非常好，不良反应较少见，且大部分不良反应是短暂的。一般不良反应有便秘、消化不良、疲劳、体重减轻、头晕、兴奋、皮疹、情绪不稳、易激惹等。同时，服用盐酸托莫西汀的次数不同，不良反应发生的频率也不同，每日单次给药比每日两次给药不良反应发生频率较高。另外，盐酸托莫西汀经口服给药，迅速被吸收，服用1~2小时药物浓度在血压中达到峰值，通过细胞色素P450代谢，该药的半衰期在不同人群中有所不同，快代谢人群的半衰期约为5小时，慢代谢人群的半衰期约为22小时，因此后者血浆中药物浓度要比前者高几倍，不良反应的出现也更多。盐酸托莫西汀最终经肾脏代谢通过尿排出体外。

## 二、儿童多动症的其他药物治疗

对于盐酸哌甲酯治疗无效或因不良反应不能耐受的多动症患儿，可以考虑用其他药物进行治疗。

### 1.可乐定（中枢去甲肾上腺素调节药物）

可乐定是一种抗高血压药，近年来被广泛用于治疗儿童多动症，有效率为50%~70%。可乐定可以减少儿童过度的活动和冲动，增加儿童对学业功课的合作性及对挫折失败的耐受性。在提高注意力方面，不如盐酸哌甲酯效果明显，但是在减少攻击、好斗和冲动行为方面可能与盐酸哌甲酯有同样作用。

可乐定开始在就寝前服用，以利用它的镇静作用促进睡眠，镇静作用在前2~4周最明显，而后常常会产生耐受性。由于可乐定的半衰期短，所以需要在白天服用3~4次，就寝前服用1次。

### 2.三环类抗抑郁药

这类药物由于会对心脏产生不良反应，近年来已很少用。三环类抗抑郁药的常用药物有丙咪嗪、阿咪替林。这类药物对于集中注意力和控制冲动方面有改善作用，也可以改善烦躁不安及活动过度、易怒，减轻烦恼、焦虑。主要用于盐酸哌甲酯药物治疗无效的患者，在治疗儿童多动症伴有抑郁或焦虑者时有其优势。

**专家提醒**

已知对可乐定过敏，或患有严重的心血管疾病是可乐定的相对禁忌证，如果可乐定用于这些情况的患者需要仔细、密切地监测。有抑郁症、抑郁症历史或情绪异常家族史的儿童和青少年不宜服用可乐定。

# 第八节　如何减轻多动症患儿药物治疗的不良反应

胃部不适、体重下降、失眠都是药物治疗儿童多动症常见的不良反应。它们往往表现不剧烈，也不会持续超过几个星期，但其实并非都是如此。对于许多孩子来说，这场与不良反应对抗的战争是长久的。下面为大家提供几个处理常见不良反应的方法。

### 1.胃口欠佳

由于患儿适应了儿童多动症药物，胃部不适大多会在几个星期内消失。但是也有孩子的胃口欠佳等问题会持续存在。试试以下3个简单的方法。

（1）进食后服药：如果早餐后才服药，胃部不适的风险会大大减小。

（2）鼓励吃健康的零食：包括蛋白质含量高、高能量的零食和液体餐，如即食早餐。

（3）改变用餐时间：迟一点吃晚饭，等孩子的药物药力消失后再吃。

### 2.头痛

有些患儿服用治疗儿童多动症药物后，会出现头痛，可以试试以下2种方法。

（1）饭后服药：若空腹服药，会使治疗儿童多动症的药物吸收得更迅速，导致血液中的药物浓度迅速升高，从而可能引发头痛。

（2）考虑长效型药物：当药物浓度快速下降时也会出现头痛，这种现象在短效型药物中较常见，此时可以改用长效型药物或尝试用另一种不同的药物。

### 3.睡眠障碍

睡眠障碍对多动症患儿来说十分常见，因为这些孩子天生处于活跃状态。对于这些孩子来说，当药物消退时会很难入睡。因此，为了减轻睡眠问题，可以尝试以下方法。

（1）早上早些给孩子服药。

（2）与医生讨论服药后的变化，可能有必要尝试改服短效药物。

（3）不要让孩子喝含有咖啡因的饮料，如可可和许多汽水、咖啡、茶中都含有咖啡因。在下午或傍晚喝这些饮料的人，晚上在床上可能会辗转反侧。

（4）建立一个睡眠专区。孩子的卧室应为睡眠而布置，而不是为了做功课或娱乐。把电脑、收音机、电视、玩具和游戏搬到另一个房间，可以放几个毛绒玩具，但不应该再有其他娱乐的东西。

（5）教导孩子睡觉时要放松。特别是毯子或毛绒玩具可以帮助孩子入睡。

（6）建立一致性。每周的就寝时间和醒来时间最好一致。在建立睡眠规律时，起床时间比就寝时间更重要，强迫起床比入睡要容易。

（7）白天做事要有规律。做事有规律可使儿童更容易入睡。

（8）拒绝深夜探访。为避免孩子哭着睡觉，最好拒绝深夜探访或午夜吃零食。

（9）避免影响睡眠的药物。有些药物可能引起做噩梦或其他类型的睡眠问题。如果药物是必要的，则应向医生咨询安全和有效的治疗方法。

（10）必要时考虑通过就医解决。过敏、气喘或疼痛都会扰乱睡眠。如果孩子大声地打鼾和（或）出现呼吸停顿，必须进行医疗评估，请教医生帮助克服药物引起的问题。

## 第九节　儿童多动症最常见的中医辨证施治有哪些

2016—2017年江苏省中医院儿科承担了中医药标准制修订项目——《中医儿科临床诊疗指南·儿童多动症》，指南中规范了以下几个临床上较为常见证型的辨证论治。

### 1.心肝火旺证

**症状：**多动多语，冲动任性，急躁易怒，做事莽撞，好惹扰人，神思涣散，面红目赤，语声高亢，大便秘结，小便色黄，舌质红或舌尖红，苔薄黄，脉弦或弦数。

**分析：**此类患儿往往多喜荤厌素，喜食辛香之品，易生痰化火；或家长溺爱，教育失当，心理失和，情志不悦，久郁化火，躁扰神明；或环境污染，有害物质暗损于肝，肝失疏泄，五志过急化火，导致疾病的发生。

**治法：**清心平肝，安神定志。

**主方：**导赤散合龙胆泻肝汤加减。

**常用药：**淡竹叶、生地黄、醋柴胡、黄芩、栀子、龙胆、决明子、当归、通草、甘草。

**【案例】心肝火旺证的10岁男孩**

患儿，男，10岁，小学四年级。系独子，足月顺产，母孕期正常。从小好动任性，上学后尤其明显，学校老师反映他平时上课注意力不集中，难以静坐，小动作多，喜欢打扰其他同学，话多，易和别人起冲突，常常不遵守纪律，写作业粗心，成绩处于中下等，平时脾气很大，稍有些不如意就发脾气，任性冲动，做事莽撞，不懂秩序，不分场合说话，常与父母顶嘴，家里的玩具书籍无一完好，纳食可，夜寐欠佳，大便干结，3~4日1次，小便黄。舌质红，苔薄黄，脉弦。

从上述病例分析，中医辨证属心肝火旺证。处方：生地黄10g，醋柴胡6g，黄芩10g，栀子10g，淡竹叶6g，决明子10g，当归10g，钩藤（后下）10g，珍珠母（先煎）20g，石决明（先煎）20g，炒枳实10g，大黄3g，甘草3g。14剂。每日1剂，水煎2次，分2~3次温服。

2周后二诊：症状未有明显好转，仍有注意力不集中，急躁易怒，打架生事等，大便好转，1日1次，小便正常。原方去大黄，加益智仁

10g、天竺黄10g。21剂，用法同上。

3周后三诊：诸症稍改善，上课小动作减少，脾气较前好转，能安静与小朋友做游戏，大便正常。上方去醋柴胡、黄芩、栀子、石决明，加菊花10g、磁石20g、白芍10g、酸枣仁10g。28剂，用法同上。

4周后四诊：家长反映他症状明显好转，夜晚睡眠改善，注意力仍欠集中，但上课能遵守纪律，按时完成作业，成绩有所提高。上方去珍珠母、炒枳实，加龟板（先煎）20g、天麻10g。28剂，用法同上。

4周后五诊：诸症渐愈，脾气转佳，注意力较前明显集中。改为"小儿智力糖浆"服用3个月。

随访半年，他表现良好，与正常小朋友一样上课、玩耍，学习成绩处于中上等。

### 2.痰火内扰证

**症状：**狂躁不宁，冲动任性，多语难静，兴趣多变，胸中烦热，坐卧不安，难以入睡，口苦纳呆，便秘尿赤，舌质红，苔黄腻，脉滑数。

**分析：**本病病因为后天调护失宜、精神过度刺激等。中医学认为，小儿为纯阳之体，阴常不足，阳常有余。若感受外邪，易于入里化热，火热内郁，炼津成痰，痰火互结，易于扰乱心神；或因抑郁、愤怒、狂喜等情绪异常，气郁化火，火旺灼炼津液为痰，痰与火结；或恣食肥甘厚味，蕴生痰湿，化为痰火，发为本病。

**治法：**清热泻火，化痰宁心。

**主方：**黄连温胆汤加减。

**常用药：**法半夏、陈皮、竹茹、枳实、天竺黄、石菖蒲、黄连、茯苓、甘草、远志。

### 【案例】痰火内扰证的8岁男孩

患儿，男，8岁，小学二年级。足月顺产，生长发育基本正常。家长带其来就诊，诉其从小冲动任性，话多，不能安静玩游戏或写作业，在学校课堂上也不能安静听课，经常与小朋友打架，做什么事情都是5分钟热度，入睡困难，夜间易惊醒，醒后难入睡，哭闹不安，口臭，挑食，喜食油炸类"垃圾食品"，不食蔬菜，大便干结，状如羊屎，数日1行，有时需要开塞露协助排便。舌质红，苔黄腻，脉滑数。

从上述病例分析，中医辨证属痰火内扰证。处方：法半夏8g，陈皮6g，黄连2g，淡竹茹10g，炒枳实10g，天竺黄10g，青礞石（先煎）20g，石菖蒲10g，远志6g，甘草3g，大黄（后下）3g，炒莱菔子10g，炒谷芽10g。14剂。每日1剂，水煎2次，分2~3次温服。嘱家长注意调控饮食，要营养均衡摄入。

2周后二诊：家长诉病情未有明显好转，饮食较前稍微改善，每餐能在劝说下进食少许蔬菜，大便明显好转，日行1次，夜间睡眠仍然很差，入睡困难，醒后就大哭。原方加益智仁10g，生大黄改为制大黄5g。14剂，用法同上。

2周后三诊：症状较前稍有好转，家长诉其脾气明显好转，口臭消除，饮食基本正常，能在课堂上安静听一会课，大便1天1次，质软成形，入睡较前好转，夜间偶尔惊醒1次，舌苔黄腻变舌苔薄。上方去制大黄、黄连、炒枳实，加枳壳10g、茯神10g、夜交藤10g。28剂，用法同上。

4周后四诊：诸症均有明显好转，在学校能安静上课听讲，还交了2个好朋友，每天放学一起玩耍，同学都说他像变了一个人一样，明显自信了，也喜欢上学了。上方去莱菔子、青礞石，加白术10g，焦山楂10g。28剂，用法同上。

4周后五诊：家长诉他基本与正常小孩一样，遂上方改为丸剂，继续口服3个月。

### 3.肝肾阴虚证

**症状**：多动难静，时有冲动，烦躁易惹，神思涣散，记忆力欠佳，作业拖拉，学习成绩落后，五心烦热，盗汗，遗尿，少寐多梦，舌质红，苔薄或少苔，脉细数或弦细。

**分析**：本病可由先天不足和后天失养导致，也常由心肝火旺证或痰火内扰证转化而来。肾主骨生髓，脑为髓之海，肾之阴精不足，脑髓失聪，又可累及心神，导致注意涣散、记忆力差、心神不宁、学习困难等。肝藏魂，其功能有赖于肾阴之滋养，肾阴不足，易致肝阴不足，则魂失所藏，易出现夜寐不安、多梦；肝在志为怒，肝阴不足，肝阳易亢，易见性情急躁易怒、冲动，导致疾病发生。

**治法**：滋阴潜阳，宁神益智。

**主方**：杞菊地黄丸加减。

**常用药**：枸杞子、菊花、熟地黄、山药、山茱萸、泽泻、牡丹皮、茯苓、龙骨、炙龟板。

### 【案例】肝肾阴虚证的7岁男孩

患儿，男，7岁，小学一年级。母亲妊娠高血压33周+5天剖宫产生，产后因肌张力高、运动发育落后，在当地儿童医院康复训练1年，之后运动、语言发育基本与正常儿童一样。但从幼儿园开始，妈妈发现他不合群，做事情慢，注意力不集中，老师布置的任务经常不能按时完成，或者不喜欢的任务直接不做，不听从老师指令。刚上一年级半学期，家长就被老师叫去5次，老师反映他注意力不集中，不能认真听讲，作业不能按时完成，有时还会与老师顶撞。夜间盗汗，经常早晨醒来枕头都湿透了，偶尔晚上还会尿床，睡眠质量差，易醒多梦，平时食欲欠佳，身体瘦削，毛发略黄，大小便尚调。舌质红，苔薄或少苔，脉细数或弦细。

从上述病例分析，中医辨证属肝肾阴虚证。处方：生地黄10g，山萸肉10g，泽泻8g，茯苓10g，丹皮10g，山药10g，菊花10g，枸杞子10g，煅龙骨（先煎）20g，煅牡蛎（先煎）20g，炙鳖甲（先煎）20g，五味子8g，甘草5g。28剂。每日1剂，水煎2次，分2~3次温服。

4周后二诊：注意力仍然不集中，但在家长的监督下能集中精力写15分钟左右作业，脾气较前略有好转，夜间盗汗症状稍好转，饮食仍然欠佳，夜间睡眠易醒多梦。上方加浮小麦10g，石菖蒲10g，酸枣仁10g。28剂，用法同上。

4周后三诊：注意力较前好转，但有时仍需要提醒，在家写作业仍需要家长的监督和催促，做作业仍慢。夜间盗汗明显好转，晚上睡觉基本不出汗，醒来的次数也少了。上方去煅龙骨、煅牡蛎、五味子、炙鳖甲，加炙龟板20g、远志6g、首乌藤10g。28剂，用法同上。

4周后四诊：家长反映他诸症均有明显好转，但是写作业和听课仍需要家长和老师监督，自己能先检查一遍作业，作业的错误率减少了许多。夜间睡眠改善最明显，饮食欠佳。上方加焦山楂10g、焦神曲10g。28剂，用法同上。

4周后五诊：基本可以自己写作业，上课注意力也较前明显集中，饮食睡眠尚可，大小便尚调。改为"静灵口服液"，继续服用2个月。

### 4.心脾两虚证

**症状**：神思涣散，记忆力差，学习成绩落后，多动而不暴躁，做事有头无尾，神疲乏力，形体消瘦或虚胖，面色欠华，自汗，偏食纳少，睡眠不实，舌质淡，舌苔薄白，脉细弱。

**分析：** 中医学认为，小儿"脾常不足"，而脾为气血生化之源，脾气弱则心血不足，心气亏虚。脾主运化，其藏智，其性静，在志为思，其出为意；脾虚则静谧不足，意不守藏，而思虑不周，做事有头无尾，兴趣多变，动作拖拉。心血不足则心神失藏，神不守舍而注意涣散。心虚不能任物，则记忆力差，思维缓慢。心神失养，神不安舍，故睡眠不实或多梦。

**治法：** 养心安神，健脾益智。

**主方：** 归脾汤合甘草小麦大枣汤加减。

**常用药：** 党参、黄芪、白术、茯苓、当归、龙眼肉、远志、酸枣仁、木香、小麦、大枣、炙甘草。

### 【案例】心脾两虚证的8岁女孩

患儿，女，8岁，小学二年级。足月顺产，生长发育同同龄儿。学习成绩差，缺乏自信，记忆力差，经常忘东忘西，上课做小动作多，做事情不能坚持到底，虎头蛇尾，平时不喜活动，稍微活动就说累，出汗多，喜坐喜卧，妈妈说她做什么事情都没有精神，懒洋洋的，平常吃饭挑食，进食量很少，体重和身高比正常同龄孩子低了2个标准差，面色少华，没有光泽，睡眠不实，易醒多梦，大便日行2~3次，质稀不成形，小便尚调。舌质淡，舌苔薄白，脉细弱。

从上述病例分析，中医辨证属心脾两虚证。处方：党参10g，炒白术10g，炙黄芪10g，茯苓10g，当归10g，酸枣仁10g，远志6g，龙眼肉10g，山药10g，木香6g，小麦10g，大枣10g，炙甘草6g，焦山楂10g。28剂。每日1剂，水煎2次，分2~3次温服。

4周后二诊：家长诉她精神较前好转，活动量也较之前增多，活动后出汗仍多。上方去木香，加糯稻根10g，神曲10g。28剂，用法同上。

4周后三诊：出汗较前明显好转，活动后没有明显体倦乏力的情况，食欲转佳，进食量增加，大便正常，体重增加了2kg，上课注意力较前集中，小动作变少，能坚持做完一门作业。上方去焦山楂、神曲，加石菖蒲10g。28剂，用法同上。

4周后四诊：面色明显比之前有了光泽，整个人看起来也比之前精神了许多，能主动地交谈，老师反映她上课注意力明显比之前集中，尤其是语文，成绩提高了很多，饮食基本正常，大便成形，每日1~2次。上方继服，28剂，用法同上。

4周后五诊：她与正常儿童看起来无异，注意力明显提高，能独立完成作业，家长对治疗效果非常满意。改为"归脾丸"口服2个月。

### 5.脾虚肝亢证

**症状：** 神思涣散，多动多语，坐立不安，兴趣多变，小动作多，烦躁不宁，情绪不稳，易激动激惹，记忆力差，食欲不振，睡眠不实，大便不调，舌淡红，苔薄白，脉弦细。

**分析：** 肝为阳脏，在志为怒，五行属木，主动、主升。若肝气郁结，升发太过，则可出现阳气升腾而上，心情易于急躁，稍有刺激，易于发怒，冲动任性；肝气乘脾，可出现脾气虚弱，脾失健运。脾在志为思，主宰人的精神意识、思维活动，若脾气虚弱则神思涣散，注意力难以集中，发为本病。

**治法：** 健脾和中，平肝定志。

**主方：** 逍遥散加减。

**常用药：** 醋柴胡、白芍、当归、郁金、夏枯草、茯苓、白术、枳壳、薄荷、甘草。

### 【案例】脾虚肝亢证的11岁男孩

患儿，男，11岁，小学五年级学生。足月顺产，生长发育基本正常。多动，不分场合，不能安静听讲，小动作多，话多，喜欢打扰别人，脾气暴躁，易激动激惹，稍有不如意就发脾气，与父母顶嘴，在学校里经常和小朋友吵架，记忆力不好，经常忘东忘西，食欲不振，进食量少，挑食，睡眠不安，多梦易醒，大便时干时稀。舌淡红，苔薄白，脉弦细。

从以上病例分析，中医辨证属脾虚肝亢证。处方：醋柴胡6g，白芍10g，当归10g，郁金10g，夏枯草10g，茯苓10g，炒白术10g，枳壳10g，香附6g，陈皮6g，天麻10g，钩藤（后下）10g，炒薏苡仁10g，焦山楂10g。21剂。每日1剂，水煎2次，分2~3次温服。

3周后二诊：诸症较前好转，尤其是夜晚睡眠、饮食均有改善。上方去陈皮、香附，加青皮6g，石菖蒲10g，远志6g。21剂，用法同上。

3周后三诊：夜晚睡眠基本正常，脾气也比之前好很多，在学校有了自己的好朋友，能和同学和睦相处，上课注意力有改善，但仍小动作多，饮食基本正常。上方去夏枯草，加益智仁10g。28剂，用法同上。

4周后四诊：现在上课能坚持听完一节课，偶尔走神，但自己能知道自己走神了，采取轻轻掐下大腿的方法能很快再次集中注意力，写作业的错误率也较前降低，睡眠、饮食基本正常。上方去醋柴胡、郁金、钩藤，加熟地黄10g、山萸肉10g、山药10g。28剂，用法同上。

4周后五诊：现在基本能正常上课，做事情注意力明显集中，脾气好转，有时候还能帮助其他小朋友。改为"静灵口服液"，继续服用2个月。

# 第十节　家长可以学习的中医食疗

对于多动症患儿，中医非药物治疗包括针灸疗法、推拿疗法、中医食疗和练习华佗五禽戏等。下面主要介绍中医食疗，以方便家长操作。

中医食疗的作用机制在于用食物（药食同物）或药物自然属性的不同偏性，影响和平衡人体内出现的阴阳偏差，以达到人体阴阳平衡的作用。中医学认为，儿童多动症发病的主要原因在于阴阳失衡，所以中医食疗在治疗儿童多动症方面有其特色和优势。中医食疗辨证治疗儿童多动症主要有以下几种方法。

### 1.心肝火旺证

（1）酸枣仁清心粥：酸枣仁（打碎）30g，灯心草6g，淡竹叶3g。以上3味浓煎取汁，再加粳米100g，同煮成粥，可加少许白糖调味。

（2）决明菊花茶：白菊花10g，决明子3~6g。将白菊花、决明子用沸水浸泡20~30分钟，加适量白糖或蜂蜜调味，可作为饮料饮用。尤其适用于伴有大便秘结者。

（3）夏枯草冬瓜汤：夏枯草10g，冬瓜250g，油、食盐适量。将冬瓜切厚片入锅加油煸炒，加入洗净的夏枯草，加水适量，大火煮至冬瓜软烂，加入食盐调味食用。

（4）竹沥粥：竹沥10g，小米30g。先煮米成粥，临熟时加竹沥搅匀，取粥食用。

（5）鲜拌莴苣：莴苣250g，食盐少许，料酒、味精适量。将莴苣切成细丝，加入少许食盐、味精、料酒，搅拌均匀，即可食用。

### 2.痰火内扰证

（1）川贝薏苡仁粥：川贝母5g，薏苡仁10g。将川贝母、薏苡仁与大米共煮熬粥，待粥将好时，放入少许白糖调味即可。

（2）竹茹薏苡仁小豆粥：竹茹10g，赤小豆50g。先将赤小豆浸泡，竹茹用开水煮开取汁，放入薏苡仁、赤小豆和粳米共熬粥，食用前可加少许白糖调味。

（3）菊花竹叶汤：菊花10g，淡竹叶15g。加水共煮取汁代茶饮用。

（4）橘茹饮：橘皮10g，竹茹10g，麦冬10g，小麦30g。以上共用水煎服，取汁代茶饮，连服数日。

### 3.肝肾阴虚证

（1）牡蛎远志饮：煅牡蛎20g，酸枣仁、远志各9g。以上共用水煎服，代茶饮。

（2）桑椹百合蜜膏：桑椹500g，百合10g，蜂蜜300g。将前两味加水适量煎煮30分钟取液，再用小火煎熬浓缩，加蜜收膏。待凉装瓶备用。每次1汤匙，嚼服或沸水冲化饮用。10~15天为1个疗程，服2~3个疗程。

（3）枸杞枣仁汤：枸杞10g，酸枣仁10g，百合10g，大枣3枚。以上共用水煎煮，以百合软烂为度，喝汁食枸杞、百合和大枣。

（4）枸杞双耳羹：枸杞、黑木耳、银耳各10g，鸡蛋2个。银耳、木耳泡水发好，洗净切碎，放入枸杞，加适量水和白糖，搅拌均匀，文火炖至银耳、木耳熟烂，即可食用。

（5）酸枣仁熟地粥：酸枣仁10g，熟地黄10g，粳米适量。将酸枣仁、熟地黄煎煮取汁，再放入粳米煮粥，加少许蜂蜜调味食用。

### 4.心脾两虚证

（1）参枣蛋汤：太子参15g，大枣15枚，鸡蛋2个。置锅内加水同煮，蛋熟后剥去蛋壳，在放锅内一起煮，即可吃蛋喝汤。每日1次，连服2~3个月，可达健脾养心、补益气血之效。

（2）莲子百合汤：莲子肉20g，百合15g，大枣5枚。以上同煮熟，加少许白糖，喝汤食莲子肉、百合和大枣。

（3）甘麦大枣汤：小麦30g，甘草6g，大枣10枚。以上共用水煎煮收汁，每天2次服用，连服数日。

（4）参枣桂圆粥：党参10g，酸枣仁10g，桂圆10g，粳米200g。先将党参、酸枣仁共用水煮取汁，再放入桂圆、粳米同煮成粥，加少许红糖调味。

（5）龙眼莲子百合汤：龙眼肉15g，莲子15g，茯神10g，百合10g。以上煎水取汁热服。

（6）小米枣仁粥：小米100g，枣仁末15g，蜂蜜30g。先将小米煮粥，粥快成时加入枣仁末，搅匀，食用前加用蜂蜜。

### 5.脾虚肝亢证

（1）百合郁金粥：百合10g，郁金6g。以上两味加水煎取液500 ml，再将粳米适量放入锅内煮，大火煮开后小火20分钟即可，食用时可加红糖。

（2）青皮陈皮炖鲫鱼：鲫鱼1条，青皮10g，陈皮10g，调味料若干。鲫鱼洗净剖腹，将青皮、陈皮、葱段、姜片放入腹中，放入屉笼上蒸，快熟时加入食盐、香菜、香油、味精调味即可食用。

（3）茯苓薏米粥：茯苓10g，薏苡仁20g，大米50g。洗净入锅，加水适量，大火煮开，转小火慢炖，至薏苡仁熟软即可。

（4）健脾疏肝饮：陈皮10g，青皮10g，山药20g，大枣5枚，粳米50g。共用水煮粥，粥成加少许白糖，可每天食用。

（5）八珍糕：炒白术、山药、山楂、茯苓、莲子、龙眼肉各10g，陈皮5g，白菊花10g，酸枣仁10g，粳米粉500g，糯米粉400g，白糖500g。将炒白术、山药、山楂、茯苓、莲子、龙眼肉、陈皮、白菊花、酸枣仁加水浸泡1小时，倒入锅内，武火烧沸，文火煮25分钟，去渣取汁，加入白糖溶化搅匀，倒入糯米粉和粳米粉中，揉成面团，做成糕状，上笼蒸半小时，熟透即可食用。

在应用中医食疗治疗儿童多动症时，应注意辨证施食、施食知性味（所谓性即寒、热、温、凉以及平性；味指的是药物和食物的不同味道，即辛、甘、酸、苦、咸）、因时制宜、因地制宜。

# 第十一节　儿童多动症有哪些综合治疗方法

研究显示，利用兴奋剂药物治疗儿童多动症，疗效在70%~90%之间，其中30%~45%的患儿症状有所改善，但并不能实现完全康复的目的。多数患儿，需要联合多种药物和心理治疗相结合。

治疗儿童多动症的最佳方式是综合治疗，所谓综合治疗就是家长、老师、医生、孩子共同参与。首先要解除对孩子学习和家庭等方面的压力，其次是寻求行为治疗方法，第三是配合药物治疗。儿童多动症要坚持长期治疗，父母要有足够的爱心和耐心帮助孩子纠正因儿童多动症引起的行为问题，特别是学习困难。

# 一、行为治疗

行为治疗是最常见的一种训练方式，以不良行为作为目标症状，通过正性行为的强化和不良行为的忽视来增加适应行为和减少问题行为。儿童多动症行为治疗通常由经过训练的家长和老师使用改善行为的特殊技巧来执行，包括在表现出期待的行为时给予奖励（如正性强化），或没有达到目标时承担后果（如惩罚）。反复实施奖励和惩罚可逐渐使行为得以塑造。

儿童多动症行为治疗的基本原则是奖励好的行为，忽视或惩罚不好的行为，并且建立长期目标。儿童多动症的行为治疗主要包括以家庭为基础的行为治疗和以学校为基础的行为治疗，也有同伴相关的行为干预。下面重点介绍以家庭为基础的行为干预。

## 1.父母培训

因父母的养育方式直接影响儿童多动症的发生、发展和预后，所以通过调整养育方式可以达到对儿童多动症的预防和治疗。家长应学习有关儿童多动症的基本知识和针对多动症患儿的养育技能，让家长学会如何正确关注自己的孩子及怎样创造良好的家庭环境；让家长掌握适宜的儿童行为管理技巧，以此达到改善儿童的行为习惯，消除或减轻患儿临床症状的效果。

## 2.父母行为训练项目（BPT）

父母管理训练或者父母行为训练，对破坏性行为是否共病儿童多动症的患儿都是有效的，尽管其不是特意针对儿童多动症的，但其对儿童多动症是有效的，而对于患有儿童多动症的青少年疗效略差。

### 3.建立家庭代币制

在多动症患儿出现好的行为之后施以强化，即频繁、及时的奖励，可以使好的行为得到持续，因此，建立一套完整的家庭代币机制有利于给儿童的行为予以及时的反馈。值得注意的是，在这个方法实行时，父母最好不要惩罚孩子或者是因为不良的行为而扣掉他们的分数或者将礼物扣除。

### 4.暂时隔离

暂时隔离是指在多动症患儿不顺从的行为发生后执行的一种管理方法。可以在患儿不执行父母指令或者发脾气等时候使用。可以指定家中的某一个地方或房间作为暂时隔离的区域（静心角），父母告诉孩子暂时隔离的时间，在隔离的过程中其他人不能接近这个地方或者是和孩子讲话，结束时孩子需要同意完成指令或者不再发脾气，如果他仍然不同意，则需要给予另外的惩罚，如代币或将隔离的时间延长。

## 二、认知治疗

认知干预在治疗儿童期多动症和青少年成人期多动症存在一些不同。在成人期，干预方式应为直接面对面地干预，同时干预方式从发育需求转变为青少年成人的处境需要。青少年成人期的干预应是整体的干预，干预应该整合了关于核心症状、共病和发育相关的问题。儿童多动症认知行为治疗包含针对成人儿童多动症患者的补偿性技巧学习的行为干预和处理负性自发思维及其相关不良情绪的认知干预两个部分。

## 三、社交技能训练

社交困难虽然不作为儿童多动症的诊断标准之一，但是许多多动症患儿的社交困难是显著的，表现在多个方面，如同伴拒绝、社交技能差和受损的社会认知等。社交技能训练可以通过社交技能小组或类似的干预方式进行，可以在学校，也可以在学校外（如医院诊室）进行。

目前，我国已经引进社交技能教育和促进项目（PEERS®），开发者Laugeson博士已经在上海进行了培训，PEERS®书籍也被翻译为中文版，但是目前仍在对PEERS®的内容进行进一步修订和做随机对照实验的研究来探讨其适应性，以帮助更多社交困难的多动症患儿和他们的家庭。

## 四、音乐治疗

近年来，音乐治疗作为一种新的治疗手段被应用在儿童多动症的治疗中，并且已有研究显示具有较好的治疗效果。音乐治疗可以增强社会化，发展人际关系和交流的能力，它在形式上针对儿童的特点，不通过言语就能表达内心感受，乐器可以当作媒介物，起到一种桥梁的作用。同时大部分儿童对音乐形式很喜爱，依从性也比较好，这些都反映出音乐治疗是一种合适的治疗多动症患儿的方式。

## 五、执行功能训练

近20年，随着计算机网络技术及数码科技的不断发展，国外研究者们逐渐重视以工作记忆训练为代表的执行功能干预手段。

上海交通大学医学院附属精神卫生中心儿科首次在国内研发了针对执行功能的训练程序，整套训练软件共包含9项不同的训练项目，其内容包括视觉空间工作记忆项目、听觉工作记忆项目、刷新抑制项目、选择注意项目等。在既往的研究基础上，对训练程序进行了改进：采用阶梯式适应性训练的方式，以被试者的基础能力为起点，根据每个孩子具体表现会逐渐调整训练难度，从而提高被试者的能力。

## 六、虚拟现实技术在儿童多动症中的应用

近年来，虚拟现实技术的研发与应用在多动症患儿的治疗领域也迅速掀起一股热潮。虚拟现实（VR）技术是通过计算机技术产生的一种虚拟环境，它利用计算机技术生成了一个高度真实的，包括视、听、触等多种感知觉的世界。用户可以"进入"到这个虚拟的环境中去，感受整个环境中的对象，产生身临其境的感觉，同时虚拟环境中的对象也可以感受到人们的各种操作，并给出相应的反应。

虚拟现实技术在多动症患儿训练治疗中有着非常明显的优势，让患儿在虚拟现实的环境里接受训练，操作是由电脑程序完成的，大大减少了对人力的需求。同时虚拟现实技术不受时间、空间限制的特点，也增加了针对性训练计划的可实施性。也就是说，虚拟现实技术的应用，将为改善儿童多动症症状带来新途径。

## 七、儿童多动症的其他治疗方法

### 1.调节大脑前额叶功能

额叶在人类高级神经活动的整合和调节中起着重要的作用，多动症患儿前额叶区域神经纤维髓鞘化过程较迟，额叶功能失调致使儿童出现活动过度、注意力不集中、情绪不稳定、冲动、做事缺乏计划性等症状。因此在治疗儿童多动症的过程中，可以不断加快前额叶区域神经纤维髓鞘化过程，使额叶与其他脑区的联系完善，从而促进大脑发育成熟。

### 2.增加网状结构与大脑皮层联系的兴奋性

这是治疗儿童多动症常见的方法之一。网状结构与大脑皮层联系的兴奋性增加，会提高大脑皮层对信息的接收能力，此时大脑就能够集中精力，对信息

整合后发出的命令更准确、完整、全面，这是大脑正常的注意和行为过程。反之，大脑皮层因为各种原因不能兴奋起来，对中脑传递来的信息不能接收或接收不完全，大脑发出的行为命令就不全面、不完整，行为就显得多而乱，从而形成儿童多动症。

### 3.自我控制训练

这一训练的主要任务是通过一些简单、固定的自我命令让患儿学会自我行为控制。例如带孩子过马路时，要求在过马路之前完成停、看、听等一系列动作。由于在训练中，动作命令是来自于患儿内心，所以一旦动作定形，患儿的自制力就能大大提高。在进行自我控制训练中，要注意训练顺序，任务内容应由简到繁，任务完成时间应由短到长，自我命令也应由少到多。

### 4.支持疗法

这一疗法主要是与其他治疗相结合，用来帮助患儿摆脱受挫折以后的情绪抑郁和由学习困难而导致的自尊心不足。在实施过程中，父母和老师要对患儿进行鼓励，帮助他们树立信心，一旦病情有所好转，就给予奖励。

# 第十二节　儿童多动症怎样进行家庭治疗

家庭治疗就是以"家庭"为治疗单位，探索家庭成员之间的互动特点以及对患儿疾病的影响，通过改善不良家庭关系使患者疾病症状减轻或消失，达到治疗目的。

## 一、儿童多动症少儿期的家庭管理

父母应从孩子的日常生活抓起。

（1）要帮助孩子树立改善儿童多动症症状的信心，使他们发挥主观能动性，加强自制力。父母不能歧视、责骂或殴打他们，也不能以"病"为借口而过分迁就，使他们更加任性和好斗；父母对他们既要耐心教育，又要严格要求。父母要主动与学校老师保持经常的联系，相互反馈信息，共同促进孩子症状的改善。

（2）让孩子少看电视，少上网。研究表明，儿童在学龄前电视看得越多，他们在7岁的时候就越明显地出现注意力缺失。父母每天应限制患儿看电视以及上网的时间，一般每天控制在半个小时左右，最长时间不能超过一节课。

（3）合理安排孩子的日常生活，培养孩子养成良好的生活和学习习惯，父母不要主动分散他们的注意力，给孩子制定规律性的作息时间，并通过有规律的生活使他们养成一心不二用的好习惯。

（4）捕捉孩子好的行为。家长可以设立一个每日一评的好行为记录本，如自己吃饭，自己系鞋带，作业比昨天完成得快一点等。晚上的时候把本子拿出来，告诉他今天他有哪些好的行为，并给他鼓励，要让孩子知道自己并不比别人差，给他树立自信心，引导孩子的行为往好的方面发展。

（5）满足孩子的活动需要，让他们参加丰富多彩的文体、社会活动，对他们过多的精力要给予宣泄的机会。例如，指导他们参加跑步、踢球等体育训练，同时要劝止一些攻击性行为。

（6）训练儿童的感觉统合能力。有研究表明，有半数左右患儿有神经系统软体征，即表现为快速轮替动作笨拙，共济活动不协调，不能直线行走，闭目难立，精细运动不灵活，部分患儿还会有视觉-运动障碍、空间位置知觉障碍等。因此，父母在家也应注意训练儿童的感觉统合能力，最简单的方式包括跳绳、打球、游泳等。如果家庭经济条件允许，也可以让儿童参加专业的感觉统合能力训练。

（7）当家长要求孩子做某件事情时，应给予积极的语言，保持适当的眼神交流，并提出简单、明确的指令，选择适合孩子能力的事情，尊重孩子，及时给予关注、反馈和奖励。

（8）消除家庭中导致儿童多动症的不良刺激，或引起孩子精神紧张的因素，协调家庭关系，缓和家庭气氛，防止因家庭因素引起孩子心神不宁、焦虑、紧张和兴奋。

（9）合理运用行为训练管理患儿，用赞赏的语言加以鼓励或表示满意和愉快的心情，予以激励，使他们良好的行为逐渐增加并保持下去，进而养成良好的习惯。

## 二、儿童多动症青少年的家庭管理

青春期的多动症患儿常常对父母的强制性命令表现出强烈的反抗意识，与父母之间出现严重的冲突。对这类孩子的管理方法就是要帮助他们解决各种问题。

### 1.解决亲子冲突

（1）改变父母不合理的信念。有些青春期孩子的家长要求孩子像小时候那样听话，这是一种不合理的信念，会导致非理性的情绪。这种情绪不但影响家长正确处理孩子的问题，产生亲子冲突，而且还会影响青春期孩子正常的心理发展，甚至使孩子出现情绪问题。

（2）学习有效沟通。父母应学习积极的沟通方式，促进亲子之间发展爱的关系，使家庭关系更加巩固，这样可以帮助青春期多动症患儿更好地应对自己的人际关系，以及提高解决问题的能力。

### 2.协商解决问题

面对青春期多动症患儿在家庭和学校出现的各种问题，最好的解决方法就是一家人时常坐在一起，交流各自的意见和看法。例如父母可以站在孩子的角度，提供给孩子自己的经验，也可以采用问题解决策略，通过协商解决问题。

### 3.制定家庭规则

父母应改变压制、动武的管理方式，采取民主的方式，制定全家人（包括孩子）都能接受的家庭规则，这样做有助于孩子自觉地遵守规则。在实施家庭规则的过程中，父母的行为应保持一致，任何时候都要保持家长的权威；注意孩子依照规则的行为，可以继续使用奖惩方案。

### 4.对孩子使用电子产品的管理

（1）掌握好使用电子产品的时间，并在家庭中保持一致性。例如，可以与孩子约定，一天中的某个时间段允许使用电子产品，但每天不能超过30分钟，周末不能超过3小时，要始终坚持执行。

（2）对电子产品使用的内容实行监控。最好让他们固定在客厅或书房使用电子产品，这样可以方便家长进行监控。

（3）对上网内容要有选择性，教孩子用电子产品做有意义的事。

# 第四章 儿童多动症的家庭照料

当父母意识到孩子的问题已超出了家庭和学校教育所能解决的范围时，经常会感到一筹莫展。其实，如果怀疑孩子患有儿童多动症，应该寻求专业帮助。

## 第一节 家有多动症患儿应寻求专业帮助

以下是能提示孩子是否可能患有儿童多动症的线索，如果怀疑孩子可能患有儿童多动症，家长可以去正规机构寻求医生的专业帮助。

（1）孩子较其他同龄儿童明显地多动、注意力不集中，容易冲动，持续时间超过6个月。

（2）邻居、亲戚认为孩子非常好动、易冲动、缺乏自控。

（3）自己要比其他孩子的父母投入更多的时间和精力去管理孩子和保证他们的安全。

（4）因为多动、易怒、有攻击行为，其他孩子不愿意和自己孩子玩耍。

（5）幼儿园或学校老师经常把孩子的行为问题报告给自己。

（6）自己经常向孩子发脾气，过后又后悔因过度严厉伤害了孩子，或者觉得很疲惫、筋疲力尽，甚至感到对孩子无能为力。

一般来说，目前国内开展儿童多动症诊疗的机构包括：综合医院的儿童精神科、儿科、发育行为儿科、儿童保健科、儿童精神科，精神病专科医院的儿童精神科，儿童医院的心理科和妇幼保健院的儿童保健科等。

另外，还有心理学和心理咨询机构、学校心理老师。其中，大专院校的心理系或其他心理咨询机构的心理学家能够判断儿童的心理问题。他们通过对孩子进行一些心理测试，从而判断孩子的行为属于哪种类型，并给予教育方面的指导。如果孩子已经确诊，则需要进行特殊治疗，仍然要寻求医学方面的专家。如果孩子已经上学，有些学校通常有心理辅导老师，父母们可以要求学校为孩子做简单评估。当医院诊断为多动症后，也需要心理辅导老师的配合，来执行心理治疗和特殊教育。

儿童多动症是一种比较顽固和持久的疾病状态，要想从根本上改善或治愈一般要经历比较长的时间。在治疗过程中，医生、父母、儿童要建立起密切的合作关系，家庭内部要经历沟通模式的转变，孩子要发生行为改变，父母也要变更教育方式。总之这是一个变化的过程，只有在长期随访的条件下才能达到治疗的效果。那么，什么是长期随访呢？

长期随访是一个医学术语，它的意思是说患者在医院得到诊断以后，应在一个固定的医院接受固定医生的治疗，并且定期到这位医生那里检查，将最近的情况反馈给这位医生，以便医生根据患者具体情况调整治疗措施，对治疗进行不断调整，从而达到最佳的治疗效果，一般在半年到1年以上。

## 专家提醒

对多动症患儿进行长期随访，需要特别强调的是，要选择一家固定的医院。一般来说，家长比较乐意选择儿科专业医院，因为这里的专家在儿童多动症治疗上有丰富的临床经验和较高的学术水平。并且，要选择固定的医生，这样治疗就能保持连续性，医生也可以对孩子和家庭越来越熟悉，孩子也乐于和这样的医生合作和沟通。实际上，国外已有大量对多动症患儿进行完整长期随访的资料，有的甚至一直随访到成年，孩子以及他们的父母都会从中受益良多。

# 第二节　父母的爱是最好的良药

多动症患儿的父母通常都有这样的感受，他们提出让孩子做的事情，孩子通常不感兴趣，对于学习以及与学习相关的事情，孩子更是提不起兴趣。因为这些事情通常需要孩子集中精力和注意力，而这对于患儿来说是很困难的。

一般来说，多动症患儿智能正常或基本正常，但在学习、行为及情绪方面有缺陷，表现为注意力不易集中、注意短暂、活动过多、情绪易冲动，以致影响学习成绩。患儿在家庭及学校均难与人相处，使得很多家长和老师都感到束手无策。对于这类儿童，我们该如何实行正确的教育呢？

### 1.要求必须切合实际，不要过于苛刻

家长应该了解儿童多动症的特点，对于患儿的要求切莫像对待正常孩子那样严格。只要求他们的多动行为能控制在一个不太过分的范围内就可以了。

### 2.把孩子过多的精力引导到正确的方面上

多动的孩子需要发泄，不喜欢被限制，对于活动力过多的儿童要进行正面的引导，使他们过多的精力能发挥到合适的方面上。家长和老师可以组织他们多参加各种体育活动，如跑步、打球、爬山、跳远等。另外，多动的孩子喜欢声音，尤其喜欢制造声响，所以演奏音乐非常适合他们。打击乐器虽然有难度，但常常是多动孩子的首选乐器。当然，也可以推荐孩子做手工，比如制作模型、雕刻等，这些手工劳动可以占用孩子的双手，使孩子的举止变得文雅。但是，在患儿活动时，应时刻注意他们的安全，避免发生危险。

### 3.加强集中注意力的培养

家长应该培养孩子静坐集中注意力的习惯，可以采取看图书、听故事等方式，逐渐延长其集中注意力的时间。也可把他们安排在教室的第一排座位上，以便在上课时能随时得到老师的监督和指导。如果患儿在集中注意力方面有所进步，应及时表扬、鼓励，以利于强化。

### 4.培养有规律的生活习惯

患儿应从小培养有规律的生活习惯。要按时饮食起居，有充足的睡眠时间。家长不应迁就孩子的兴趣而让他们看电影、电视至深夜，以致影响睡眠。

### 5.培养他们的自尊心和自信心

通过培养他们的自尊心和自信心，消除他们的紧张心理，帮助他们提高自控能力。家长应和医生经常保持联系，帮助医生了解教育孩子的情况，征求医生关于治疗上的指导性意见。

### 6.学会与多动症患儿交流

很多多动症患儿并不觉得自己生病了，只是他们很好奇自己的行为为什么跟别的小朋友不一样。作为家长，一定要尝试用言语、感情等交流让孩子明白什么是儿童多动症，认清病情，配合治疗。

通过相关知识的学习，家长要对儿童多动症有一定的了解，正确理解患儿的各项临床症状，正确对待患儿日常出现的各种问题，教育患儿要采取科学的方法，不要急于发脾气，讲究行之有效的沟通教育方式。对于年龄较大的患儿，家长要意识到转换自身的角色，由以前权威命令的谈话方式逐渐向平等的朋友式沟通过渡。每周无论工作多忙，家长都应该抽出固定的时间陪患儿多谈心，了解患儿的想法，关心他在生活和学习过程中出现的问题。

**专家提醒**

　　家长一定要认识到，虽然儿童多动症对孩子的健康成长有很大的危害，但只要坚持规范的治疗，儿童多动症是完全可以治愈的。

# 第三节　怎样正确调节多动症患儿的心理

　　多动症患儿通常没有片刻的安静，一直闹腾，在家庭及学校均难与人相处，去了朋友和邻居家里也不懂礼貌，怎么管教都不听，常常使家长和老师感到没有办法。家有顽儿，除了要及时接受治疗，做好心理调节也不容忽视。那么，该怎样正确调节多动症患儿的心理呢？

### 1.纠正儿童偏差行为

　　在给患儿进行心理治疗的过程中，家长一定要坚持正确的态度，要明白多动只是孩子的一种病态表现，不应该对他们歧视和打骂。而应在心理治疗的过程中逐渐纠正儿童的偏常行为，培养他的良好健康的行为，提高他学习的能力和社会适应能力。

### 2.分散学习法

　　多动症患儿向来很难安心学习，这时家长应该帮助孩子合理地安排学习时间。家长可以通过将孩子的学习时间化整为零，如在一个时间段里一定要专心学习，然后每隔10分钟让他休息一会儿。通过这种非常具体的时间安排，提高孩子的学习效率。

### 3.及时评价法

　　适当运用奖惩办法，奖励孩子正确的行为，批评惩罚不良的行为，帮助孩子确立做事的是非观，逐渐树立正确的认知。

### 4.让孩子正确认识自我

孩子总处于对自己的低评价之中，长期处于低自尊的情绪体验中，必然导致其自我概念差、自信心严重下降。这样很不利于患儿的身心健康发展，所以，必须让孩子正确认识自我。

（1）认识和了解自己的身体，并能对它进行描述。要特别注意让孩子对自己的形象进行积极地描述。许多孩子由于学习不好，在家长、老师和同学眼里变得一无是处。他们很少注意自己在长相上的可爱之处，逐渐变得不喜欢自己，没有自信。而通过对自己身体外貌形象的积极评价，可以使他们了解自己的基本外貌情况，从而看到和喜欢自己身体上好的特点，如长相、身材等，以此建立起最基本的生理上的自信。

（2）通过正面鼓励及时帮助孩子了解自我，这是改善自我概念、提高自信心最重要和最有效的手段。对于受负面批评较多的患儿，老师应随时观察并挖掘其各种优点和长处，注意其进步，并及时予以表扬。人们往往对孩子的缺点比较敏感，但对自信心严重不足的孩子，家长一定要扭转这种态度，逐渐养成对孩子的优点和进步比较敏感的心态，多给孩子一些表扬和鼓励。只有这样，孩子才能在心理上获得自尊心的满足，增强上进心，从而积极地进一步探索新事物，不断取得进步。

### 5.帮助患儿调节情绪

多动症患儿往往会有情绪方面的问题，他们冲动、任性、易发怒。作为家长和老师，引导孩子控制冲动，调节情绪，显得尤为重要。心理专家认为，帮助孩子调节情绪可以从以下几个方面着手。

（1）学会倾听孩子的倾诉：孩子需要倾诉和理解，倾诉能化解他们的烦恼。家长和老师要学会让他们平静地讲出自己的想法，不仅可以帮助他们提高表达情绪的能力，也能从中发现孩子的负面情绪，然后有针对性地开导他们。

（2）理解接受孩子的感受：试着站在孩子的角度，去想象、体验孩子的感受，并结合孩子的生活背景、个性特点等情况分析。另外，家长应该学会接受孩子的负面情绪，让孩子成为自己情绪的主人，然后设身处地安慰和引导他。心理学家认为，只有尊重、同情孩子的感觉，才能有效地帮助孩子。

（3）及时调节孩子的情绪：首先要了解孩子的需要，其次要教育孩子用语言来表达自己的想法和感受，让孩子懂得语言能更好、更全面、更正确地使别人了解自己。要经常对孩子的情绪表达做出评议，使其懂得怎样的情绪表达是对的、合理的，以使其明白在不同的时间场合、对待不同的人与事时应该怎样调节控制自己的情绪。对已具有较强接受能力的患儿来说，还可指导其学习一些调控情绪的方法，如努力用意识控制自己的情绪变化，在暴怒时暂时闭门独处，让自己先冷静下来等。

## 第四节　拥有一双发现多动症患儿优点的眼睛

一提到多动症，不少人马上就会联想到东奔西跑、上蹿下跳、上课不听讲、与人争吵打架、学习成绩差等。在很多人眼里，多动症患儿几乎是一无是处，很不受人待见。其实，多动症患儿也是优点的。作为家长，要学会多从孩子身上找优点，这样不仅有利于孩子的健康成长，更有利于家长和患儿的沟通与交流。

（1）多动症患儿大多都有旺盛的精力、奇特的想象和好动的个性。其中不少患儿对某些事情的记忆力特别好，因此他们特别喜爱劳动、体育活动和表演，擅长手工创作和绘画、作曲等。他们有时喜欢幻想、面对挑战，可以同时从事多项工作。如果此时能对患儿的良好行为及时表扬或奖励，他们可能会比其他同伴做得更好。

（2）多动症患儿一般不能遵守集体规则，但这并不一定就是缺点。如果让其从事那些需要有大胆想法的工作，或许能发挥出独特的智慧，关键是靠家长如何发现和引导。

许多家长很容易发现孩子的缺点，而面对孩子的优点却视而不见。如孩子放学后能自觉地做作业，家长却认为是理所应当的事，没有给予表扬，而当孩子一回家就看电视，父母可能就要大声训斥。对于多动症患儿来说，适当的批评是必要的，但合理的表扬更不可少。因为如果缺少表扬的话，会使孩子变得自卑，缺乏自信心，甚至会自暴自弃。因此家长不仅不能随意忽视孩子的优点，还要予以表扬或奖励，以巩固已有的良好表现。

（1）表扬要及时：及时对孩子进行表扬可以收到较好的效果，巩固良好行为。年龄越小，表扬越要早，否则就会失去表扬的效果。

（2）表扬的方式要恰当：如果一直用一种方式表扬，孩子会逐渐产生厌倦感。因此，根据不同的年龄、场合和行为采用不同的表扬方式，交替使用不同的表扬方式，可起到较好的效果。

（3）表扬尽可能具体、明确：表扬不可模棱两可，朝令夕改。如"你今天吃饭很乖，爸爸很高兴"这样的表扬会让孩子能了解到自己具体的优点，增强自信心。因此，要注意表扬孩子具体的行为，而不是人格。

（4）要表扬每一个进步：如果孩子在某一件事上有一些小的进步，则家长应该及时表扬。因为如果对于每一个微小的进步都给予表扬，孩子就会时时有进步的动力。

（5）逐步提高对孩子的要求：良好行为的形成，既不要急于求成，提出过高的要求，也不要长时间停留在低水平的要求上。当一个良好行为养成后，应逐步提高要求。如要求孩子认真做作业，开始能做到15分钟，就给予表扬，然后逐步提高要求，改为能认真做作业20分钟才能给予表扬。

**专家提醒**

　　广大多动症患儿的家长在对孩子教育方面应多放大孩子的优点，对孩子多给予鼓励和肯定，以给其自信，同样可以让孩子拥有出色的未来。

# 第五节 家长如何正确教育多动症患儿

## 一、如何做到恰到好处地批评多动症患儿

很多家长知道多动症的孩子冲动、任性，老是犯错误的行为，并不是受自身的意识控制的，为了保护孩子的心灵不受伤害，他们总是一忍再忍。其实，这种纵容对于孩子来说未必是件好事。因为如果这种情况一直下去，会对孩子病情的治愈有不良影响。专家认为，对于多动症患儿的某些行为，家长或老师应该给予合理的批评。不过这种批评和惩罚也是有技巧的。下面就从心理学角度谈一谈怎样合理地批评多动症患儿。

### 1.批评要明确目的

批评患儿时，一定要让孩子知道自己究竟错在什么哪里。避免长期的说教和没完没了的唠叨，却一直抓不住要点，这样往往会加剧患儿的逆反心理。

### 2.批评要及时

犯错误的患儿应得到及时的批评，不要换时间或换地方，不然批评的效果会降低。

### 3.批评对事不对人

责备其不良的行为，而不是责备其人格，否则会对患儿的心理产生不良影响。给予孩子改正的机会，不要让孩子气馁，丧失自信心。

### 4.批评时应跟孩子讲道理

不要大声斥责、打骂，可以考虑用眼神看着孩子，让孩子静静地反思自己的错误，让他自己认识和改正不良行为。

### 5.适当使用体罚

当你认为孩子的不良行为较严重时，可适当使用处罚手段。如参加规定的

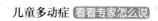

家务劳动、限制看电视的时间，或减去原来奖励，停止该项目活动等。注意处罚不要太重，能让孩子知道不良行为的严重性即可，不要打骂、体罚。

## 二、家长如何帮助多动症患儿更好地完成家庭作业

多动症患儿需要看管，因为他们无法组织和安排自己的时间。放学回家的患儿，因为缺少老师的指导，就很容易忘记自己还有功课要完成。那么作为父母，该如何帮助孩子保质保量地完成家庭作业呢？

（1）给孩子安排一段时间让其放松，并在他感觉到放松之后，与其商量写作业的时间。同时限制写作业的时长，就算将写作业的时间分成好几个时间段，也必须控制好每次写作业的时长，且要长期坚持。

（2）把孩子安置在一个安静的地方，尽最大努力减少可能分散孩子注意力的因素，如电视、收音机、电脑等，确保孩子所有的学习用具都在手边，以免他起身寻找。

（3）和孩子一起安排完成各门功课的顺序，然后将作业细分。有规律地控制作业的进度，并在一旁鼓励他，在他失去耐心前及时地帮助他，但千万不能帮孩子写作业。

（4）当孩子注意力不集中时，允许孩子写作业期间有短暂的休息，但当孩子不想完成作业时，一定要态度很坚定地拒绝。

## 三、如何帮助孩子提高自控能力

父母在家里，可以尝试用以下方法，逐步训练，提高孩子的自我控制能力。

### 1.加强语言和规则的内化

幼儿是靠外界的言语指导来行动的，在发育过程中，他们逐步把社会要求

和规则"内化",变成内部语言,指导自己的行为。多动症患儿由于内部语言调节功能缺乏,没有把社会规则变成自己的行为准则,所以无法控制好自己的行为。而语言自我指导训练可以帮助孩子很好地运用内部语言,具体步骤是:

(1)大声说出需要完成的任务或需要执行的规则,训练者需给孩子做示范,让孩子大声说出想要做的事。

(2)当孩子能够用语言指导自己的行为时,教他逐步将声音放轻,直到最后默念。

(3)通过反复练习,逐步将语言内化。

### 2.把完成任务的重要信息外在化

将需要完成的任务陈列出来对改善患儿的工作记忆(记住完成某项任务所必需的信息的能力)非常有帮助。

### 3.把动机源外在化

心理学家采用外在动机(奖赏)激励儿童克服自身内在动机缺乏的问题,即及时反馈、频繁反馈、加强奖励,用奖励的方式强化他的良好行为,限制他的多动,逐渐延长其坚持的时间。

### 4.学习运用问题解决策略

问题解决策略的要点是帮助孩子学习如何认识和明确问题,设想多个不同的备选解决方案,挑选最佳方案,从而达到适当解决问题的目的。

### 5.体验情绪、控制情绪

教孩子体验喜、怒、哀、乐等基本情绪,让他们知道这些情绪出现时,自己的表情是怎样的,体验是什么,可以选择让其用镜子观察自己的表情,这样有助于他们识别并控制自己的情绪。还可以运用问题解决策略,帮助孩子在情绪激动的情况下或复杂的场合中,体验他人的感受,猜测他人的思维和控制自己的愤怒。

## 四、如何培养多动症患儿的独立性

对于多动症患儿的家长来说，他们可能更多的是强调孩子在家庭中的重要性，而孩子在日常生活中的主动性却不是他们考虑的重点。其实这样不仅不利于孩子独立性的养成，甚至会加重儿童多动症的病情。那么如何逐步培养孩子的独立性呢？

### 1.建立规则

让孩子对他们自己的玩具和房间负责，家长可以准备几个整理箱，让孩子对玩具进行分类放置。游戏结束后，家长要提醒他们把玩具放回原处。

### 2.重新布置家居

家居用品的摆放应该将孩子的因素考虑在内，不能只为了家长方便。为了培养孩子的独立性，家长必须正视孩子也是重要的家庭成员之一。家长应该重新布置家居，给孩子一定的空间和便利。

### 3.让孩子做家务

让孩子做一些他们力所能及的家务活，如洗自己的袜子、手帕等，或者让他们学着分类整理自己的衣服。

### 4.为自己的行为负责

让孩子有机会决定自己的事情，并接受由此带来的结果，让孩子懂得如何为自己做过的事负责。

## 五、如何通过培养孩子积极思考的习惯来提高注意力

相关研究发现，学习中注意的稳定性和集中性与思维的活跃程度存在正相关，思维越活跃，注意就越集中、越稳定。许多科学家、学者在工作中忘我地思考，

注意力也是高度集中的。那么家长应该怎么培养孩子积极思考的习惯呢?

### 1.不要禁锢孩子的思维，让孩子用自己的大脑思考问题

当孩子有了和父母不同的意见时，千万不要把它一棍子打死，其实这表明孩子已经独立地和这个世界对话了，开始独立地思考问题了。

### 2.启发孩子多角度看问题

孩子对自己的父母具有很大的模仿性，你们的言行、举止、思维方式都在潜移默化中对他们产生影响。所以家长应该积极地引导他们，培养他们从多个侧面看问题的习惯。

### 3.鼓励孩子多做益智游戏

游戏对于孩子开动脑筋、积极思考有着重要的作用。从某种意义上说，孩子在童年时期最重要的任务就是"学玩"。家长不要谈"玩"色变，在玩中，孩子可以愉快地学到知识，从而锻炼大脑。

### 4.对孩子的新奇思维进行正确的引导

我们鼓励孩子的创新思维，但也要防止他们剑走偏锋。打破思维定式是创新，但过于刁钻古怪就是诡辩了。我们不希望孩子从一个极端走向另一个极端，在孩子思维出现偏差时，家长应及时正确地引导。

## 第六节　怎样帮助多动症患儿克服退缩行为

### 一、如何正确对待多动症患儿的退缩行为

退缩行为是多动症患儿一种常见的心理障碍。这类患儿从小适应能力差，对新环境适应不良，感到特别拘谨，不愿意接触陌生人，对新鲜事物不感兴趣，对任何事情都缺乏热情。如家中来人则回避，待来人走后才肯出来。

对于这类患儿，如果整日将其关在家中，任他们独自玩耍，一旦他们进入幼儿园和小学，就很难适应新的环境了，他们很有可能采取逃避的方法，拒绝入园和入校。如果老师对此类患儿不够了解，采用一些简单粗暴的教育方法，使其自尊心受到损害，则更会促发其退缩行为。

因此，对于这类具有退缩行为的患儿，父母和老师应该引起重视和正确对待，在耐心教育的同时还要多加关心，可以试试以下两种方法。

（1）父母既不能溺爱又不可以粗暴对待，从小鼓励他们和小朋友一起玩游戏，培养他们对新鲜事物的兴趣，改变他们适应能力差的先天因素，培养积极、热情、活泼及开朗的性格。

（2）可考虑游戏疗法，游戏的设计要根据患儿行为特点的不同而定。经过一阶段治疗后，这类患儿与老师、同学的隔阂会大大缩小，关系变得融洽后，他们便会乐于参加集体活动，退缩行为也将逐步得到改善。

如果采取上述措施收效仍不显著，则应请心理医师协助治疗。

## 二、怎样帮多动症患儿结交更多的朋友

多动症患儿的社会交际能力往往很差，因此，对于他们来说，选择良友，维护和别的孩子们之间的忠诚友谊就显得尤为重要。

根据经验来看，多动症患儿常常不知道如何选择，也无法自己选择朋友，更多的情况是被人选择或者直接被人排斥。因此，专家建议可以通过心理咨询，甚至进行个人或集体性的心理治疗，让孩子学会与人交往的方法。根据别人发出的指示来破解个人的情绪（烦恼、热情、敌意、友善等），从而帮助孩子做出合适的"行为回馈"，这对孩子来说非常有用。

另外，父母还要在患儿面前充当榜样，做示范。通过邀请小朋友来家里做客、在校外活动中结交朋友、维持友谊等给孩子做示范，告诉孩子如何结交朋友。以此让孩子确信自己在班级里并没有被孤立，保护孩子幼小的心灵不被伤害，让孩子健康成长。

### 三、如何帮助多动症患儿改善同学之间的关系

多动症患儿由于其性格、行为的特殊性，大多都没有朋友。别的同学对他们都是避之不及，更别提与之和睦相处了。可是我们都知道，良好的伙伴关系对于患儿的心理健康发展是很有必要的。那么，家长该如何帮助孩子改善在校的伙伴关系呢？

#### 1.取得老师的理解和帮助

老师的行为会无形中影响别的同学对患儿的看法，所以老师尽量不要当众批评、惩罚孩子的不良行为，以免别的同学疏远、嘲笑患儿。

#### 2.安排特殊责任的事情

老师可以在别的同学都在场的情况下，为患儿安排一些具有特殊责任的事情，如收作业本、关窗等。这样可使别的同学以积极的眼光看待患儿，增加孩子被人接受的感觉。

#### 3.必要时采取药物治疗

药物治疗可以通过减少患儿过度的破坏性活动来增加伙伴关系。

## 第七节　如何改善多动症患儿的攻击性行为

对于有攻击性行为的多动症患儿，到青春期后，会出现人际关系紧张、社会交往困难等问题；做父母后，会影响其子女的发展。所以，对儿童攻击行为必须及时进行矫治。

#### 1.改善亲子关系

家长要从自身做起，教育孩子时应尽量避免动不动就骂的行为，多与孩子

进行思想上的沟通，多听孩子的声音，以便更多地了解孩子的内心世界。当孩子有过错时，家长应首先进行调查，了解事情原因，进行必要的批评和耐心地说服，切忌一上来就采用打骂手段解决问题。在孩子与他人产生矛盾时，帮助孩子用其他积极的方式解决问题，逐步改善以前那种以攻击性行为作为解决矛盾首选手段的不良习惯。

### 2.提高自控能力

易发生攻击性行为的多动症患儿大多情绪易冲动，自控能力差。因此必须提高孩子的自控能力，减少攻击行为的发生。可尝试轮流等待法、放松疗法、警告暂停法、正强化法等方法，以达到提高自控能力的目的。

（1）轮流等待法：在游戏中学会轮流等待法。让孩子参加一些需要轮流和等待的集体游戏，如集体跳绳。让孩子学会遵守规则，并能按要求耐心地等待，增强控制力。

（2）放松疗法：采用放松疗法学会自我情绪调整。用各种放松音乐，教会孩子在很短的时间内进入放松的状态。放松疗法的最大特点就是能让孩子从极度亢奋、激动的状态，在最短时间内进入较安静、放松的状态，从而稳定情绪，减少攻击行为发生的可能。

（3）警告暂停法：此法相当于篮球比赛时，运动员一旦犯规就予以警告，犯规多了则被罚出场外。对于那些习惯于攻击别人身体的孩子，这一方法可起到随时提醒他们纠正不良行为的作用。

（4）正强化法：在对患儿进行以上训练的同时，家长和老师要及时鼓励和表扬孩子的其他积极行为，以达到减少和消除患儿攻击性行为的目的。

### 3.移情训练

可参考"以自我为中心"儿童的移情训练方法，让孩子进行重复故事或角色扮演训练。在角色扮演中，可让攻击性较强的孩子扮演一个经常遭受他人攻击的角色。再扮演过程中，他会更容易理解攻击性行为对别人造成的伤害，以及别人被攻击时的内心感受，进而在生活中更加自觉地抑制自己的攻击性行为。

### 4.控制环境和传媒影响

由于许多患儿的攻击性行为都是从社会环境中学来的，因此家长应从社会环境中寻找那些可能导致孩子攻击性行为的因素，并予以消除。例如有的孩子的攻击性行为是从电影、电视中学来的，家长就应禁止孩子看暴力相关的影视作品。随着年龄的增长，家长可帮助孩子进行分析，提高其分辨是非的能力，鼓励孩子学习并模仿影视作品中的积极行为，如见义勇为、助人为乐等。

### 5.行为矫正八步法

行为矫正八步法是美国著名儿童临床心理学家巴克利博士在总结几代心理治疗学家经验的基础上，结合广泛积累的实践经验而编制的方案，常用于多动症患儿的行为管理。这种方法主要适用于年龄在2~10岁之间、语言发育基本正常、没有严重的对立违抗行为的多动症患儿。具体步骤如下：

（1）设置亲子游戏时间：由于患儿的行为给父母带来了沉重的精神压力，无形中影响了亲子关系。因此，首先要做到的就是修复亲子关系。父母每天拿出一点时间和孩子一起做游戏，在做游戏时对孩子的良好行为给予关注，同时掌握好何时给予关注以及何时取回关注。

（2）运用表扬使孩子服从：积极的关注和表扬可以强化孩子的服从行为，这一技巧的关键是要及时反馈，父母要改进自己的监管方式，增进孩子的自觉服从行为。

（3）提出更有效的要求：让孩子学会按照父母的要求办事，可以从做家务训练开始。做一些力所能及的家务可以让孩子意识到自己是家庭中的一员，以此来培养孩子的责任感，也是训练孩子服从大人要求的"道具"。

（4）用关注法减少孩子多动对父母的干扰：家长经常抱怨孩子干扰了自己做事，这是因为很多父母对孩子的干扰行为给予很大的关注，而对他安静独立玩耍的行为却视而不见。因此，建议父母多关注和表扬孩子单独玩耍的行为，或许会有意想不到的效果。

（5）建立家庭代币方案：家庭代币方案可以把家庭规则细化，运用积分帮助孩了学习遵守规则和服从指令，运用扣分来改变其不良行为，并在家庭内形成制度。

（6）用扣分法管理不良行为：遵循先奖后罚的原则，开始用扣分法来改变孩子的不良行为。

（7）用暂时隔离法处理严重的不良行为：暂时隔离法是指儿童活动的暂时停止，作为一种纪律约束手段，对孩子的不良行为或不遵守指令的行为进行管教。本法仅用于比较严重的不良行为或对代币方案反应不理想的典型不良反应。通过终止孩子的其他活动，把他置于一个单调、乏味的地方接受一定时间的惩罚，来达到目的。

（8）扩大隔离法的适用范围：若家长感觉有信心使孩子在家里的行为合理地处于自己的控制之下，就可以试着扩大隔离法的适用范围，如商店、餐馆或亲戚家等。

# 第八节　老师应怎样管理多动症患儿

儿童多动症的治疗、干预和管理，对于家长、老师和医生都是巨大挑战，和多动症患儿一起战胜这个可能会伴随终身的"魔鬼"，需要每个人有持之以恒的决心、不急不躁的耐心和无微不至的细心，多方配合，以帮助患儿早日康复。

首先，家长要全面、客观了解孩子的情况，保持平常心，降低期望值，为孩子挑选适宜的学习目标，不要提过高的要求。家长还要学会运用一些适当的方法，帮助孩子建立独立学习、生活的自我管理能力。

其次，心理医生除了给予一定的药物治疗以外，还要为患儿制定和修改综合治疗方案，辅导家长，配合老师对患儿的干预进行评价。

最后，学校最好实行小班化教学，根据患儿的心理特点设计桌椅的舒适度，调整患儿的座位。老师用灵活、有趣、快乐的教学方式进行教学，善待"麻烦学生"。学校通过举办家长会，在家长和老师、学校之间建立良好的沟通和合作桥梁。

### 1.老师如何对多动症患儿实施行为管理

老师在对多动症患儿实施行为管理时，应考虑以下几种方法。

（1）多动症患儿比一般儿童需要更多、更特定的行为结果反馈。为了让他们能正确地行动，老师必须给予他们更多的关注，对于他们的具体行为给予表扬或批评。

（2）在对这些注意力不集中的患儿进行管理时，应以正强化为主。老师应当把强化的重点放在患儿的注意力集中和认真听课的行为上，对这些良好的行为多加以注意并及时表扬或鼓励。并且，温和的批评与处罚也是必要的，在以奖励为主的同时，可以对他们注意力不集中的行为给予口头责备，以使他们更好地把注意力集中在学习上。当然，老师在批评时，还要考虑他们的自尊心，最好私下进行批评与责备，语气要简洁、平静，批评时目光要与学生接触。

（3）布置作业时，可以让患儿反复叙述作业要求，直到表明他们理解了老师的指令为止。对于多动症患儿，家庭作业的量可适当减少，也可以采取循序渐进的方法，待他们能顺利完成现有作业后，再加大作业量。

（4）选择强化目标时，应当以完成作业的数量和质量为指标，而不要以不离开座位等行为为指标。这样做首先可以使老师把握最为重要的事物；其次可以使患儿掌握学习技能，学会组织学习材料，独立完成作业；另外，有利于避开因老师过于关注注意力分散和破坏行为而引起的不利后果。

（5）强化物最好是患儿喜爱的活动，如自由活动时间或者可以进入计算机房等，而不是具体的实物如糖果等。老师可以利用课堂上的特权作为强化物，事先与患儿讨论其喜欢的课堂上的特权是什么，如优先发言、自习课提前结束等，并以这种特权来强化他们完成作业的行为。

（6）对老师实施强化的情况进行监控，由心理老师记录老师每日完成强化的数量，评估老师是否按要求完成了强化任务，有什么不足之处，需要改进的地方是什么。

老师只有把握了上述原则，才能更好地、更自觉地实施强化程序，这些知识和技巧是老师训练中不常见的，但应当引起老师们的重视。

### 2.老师如何为多动症患儿营造良好的学习氛围

作为老师，可以通过营造良好的学习氛围，帮助多动症患儿更好地学习。

（1）使用排成纵列的课桌，以便个人单独学习，避免课桌和学生扎堆，除集体活动外。

（2）老师可以在教室里自由走动，走近所有学生。

（3）把"容易走神"的孩子安插在老师讲台附近，但又不要让孩子觉得这是个惩罚。

（4）让多动的孩子坐在远离窗户和走廊的位置，使他们少受视觉和听觉的刺激。

（5）课堂上或一部分课堂上，限制不必要的视觉刺激（如玻璃鱼缸、计算机等）。

（6）安排多动的孩子和好静的孩子邻座，而不要把两个多动的孩子安置在一起。

（7）在发布班级指令或朗读课文时，站在患儿旁边。将患儿的作业当作榜样向全班同学展示。

（8）为患儿创造一个明亮舒适的学习环境。

（9）利用安静的课堂时间让患儿单独阅读。

## 第九节　哪些方法可以缓解儿童多动症的症状

儿童多动症是儿童较为常见的一种障碍，给患儿及其家属带来了极大的影响。那么家长和老师在护理多动症患儿时应怎样缓解其症状呢？

# 一、巧用空间安排缓解儿童多动症

对于多动症患儿来说，视觉缺乏主动性和定向性，听觉缺乏分辨性和协调性，使其注意力无法集中，感觉接收发生困难；时间观念的缺乏使其出现认知障碍，如上学迟到早退，忘记做作业，办事拖延；感知上的缺陷使之对事物的认识和体验发生偏离，变得心理异常，意志薄弱，性格波动。因此，专家认为，父母在为多动症患儿接受医生治疗时，在居家摆设上也要多留心，可对患儿有纠正作用。

## 1.避免书桌靠窗摆放

对于患有多动倾向的孩子，很大的一个问题在于他们的注意力不集中。在这种情况下，摆放他们学习的书桌时最好避免靠窗的设计。虽然窗边有较好的采光效果，大多数人愿意把孩子的书桌靠窗布置。但事实上，过分的光亮，容易使孩子眼部产生疲劳，而一些外部环境较嘈杂、景致不佳的外窗，还会影响孩子学习时注意力的集中。

## 2.鼓励孩子发展兴趣

在孩子的房间里摆上几样可爱的工艺品，这样既能激发孩子的审美观，又可以启发孩子的想象思维能力，激励孩子动手制作，有助于提高他们对事物的注意力。

## 3.利用储物训练孩子的秩序感

根据孩子天真活泼的特征，一些有计划的能力训练能激发孩子的丰富想象力，让他感受到生活的温馨、活力和快乐。孩子物品的摆放要有规律，这样可帮助他们养成有条理的好习惯。对于活泼好动的孩子来说，也能通过储物训练消耗他们多余的精力，培养良好的秩序感。

## 4.调整好儿童床的位置

孩子睡觉如果把身体一侧靠着墙壁，就很可能留下风湿病的隐患。一般来说，孩子的床应放在和其他卧室相邻的墙边或者不靠墙摆放，孩子睡觉的朝向也以头向东南，脚向西北为好。

## 二、读书或可缓解儿童多动症症状

专家认为，读书是一种积极的思维方式，能使大脑产生一种神经肽的高级化学物质，这种物质可以增强细胞免疫力，从而有益于身心健康。其实，读书还有助于缓解儿童多动症的症状。

### 1.提高儿童的注意力

读书可以提高儿童的注意力，提升孩子们精神集中的时间，使孩子能够很好的了解所关注的事情，从而提高孩子的理解能力。

### 2.让儿童短时间内消除压力

多动症患儿往往表现为冲动任性，性格怪僻，学习成绩较差，容易受到老师的训斥和同学的讥笑，造成很大的负面心理作用，产生心理压力，而花6分钟的时间读书可以消除人体2/3的压力，让患儿冲动的状态更趋于平和。

### 3.锻炼儿童的大脑

与电视和电脑相比，读书可以激发大脑内多个区域的活动，构架新的神经回路，从而使大脑活跃起来，既锻炼了大脑，又提高了孩子的兴趣。

### 4.使儿童安静下来

多动症患儿总是容易多动，读书可以将他们的精力和注意力转移到读书上，从而使孩子安静下来。

## 三、运动可以缓解儿童多动症

学校经常会因为考虑多动症患儿的安全问题而让其放弃一切体育活动，包括体育教育。这真的有必要吗?

其实,学校的体育活动不仅对正常孩子有益,对多动症患儿也是如此。体育活动可以释放患儿过多的精力,改善他们和团队的相互作用,特别是集体性的球类运动。患儿会因此更好地被同伴所接受,并一起感受集体的成功。取消学校体育活动可能会使孩子更加强烈地感觉到被人排斥。因此,多动症患儿绝对不能放弃学校的体育教育。

另外,体育活动可以将孩子从成天坐板凳而形成的限制中解放出来。但值得提醒的是,平衡木、单双杠、跳板、跳绳等运动由于存在跌倒和滑倒的危险,所以不建议患儿进行。

### 1.哪些运动适合多动症患儿

在为多动症患儿安排运动时,要把患儿的喜好、灵活性、积极性、运动难度等因素考虑在内。专家建议,多动症患儿可以考虑选择以下这些活动。

(1)武术:包括柔道、跆拳道、空手道等,这些可以帮助患儿学会尊重他人,控制自己,培养身体的空间感,克制自己的挑衅行为。

(2)游泳:对水的接触可以让人内心获得平静,多动的孩子大多酷爱潜水。

(3)剑术:和柔道一样,剑术可以培养患儿尊重他人的习惯,有助于控制自己,培养身体的空间感,克制自己的挑衅行为,增强自信心。多动的孩子常常喜欢舞弄剑或练习跆拳道用的棍棒。

(4)骑马:接触动物可以平定患儿的内心,使患儿感到一丝宁静。另外,骑小型马还可以训练患儿遵守诸多规则。

(5)体操:可以改善身体的空间感和视觉定位能力。

(6)网球和集体性的球类活动:提高视觉、运动的协调能力。对于那些被人用"笨拙"来形容的孩子来说,视觉和运动之间的协调有时非常困难。

(7)滑雪、摩托、越野自行车:这些运动可以激发患儿的积极性。

(8)团队运动项目:提高患儿的社交能力,不过这些运动对于他们来说可能有点困难。

（9）攀登：完全切合了多动孩子的攀爬需求，帮助他们释放体力，锻炼动作的稳定性、安全性。

需要提醒的是，患儿参与以上运动时，必须在专业人士的严格指导下进行，并且采取安全的预防措施。

### 2.多动症患儿的运动疗法

对于儿童多动症的治疗方法，目前最常见的就是药物治疗、行为疗法以及心理治疗。但最近有专家指出，儿童多动症还可采取运动疗法进行治疗，通常使用的运动处方有以下几种。

（1）由1块木板和4个轮子组成的滑板，可向任何方向自由转动，让患儿俯卧在滑板上，当滑板滑过地板或滑向斜坡时，利用身体来对抗阻力。滑板运动促成的感觉刺激和运动反应是儿童在坐下或站立时所不能达到的。做完滑板运动后，患儿通常感到心神集中。

（2）让患儿坐在旋转木马上，由成人转动木马，按顺时针方向旋转10圈，再逆时针方向旋转10圈，交替重复数次。

（3）在成人的保护下，让患儿在平衡木上站立，向前爬行，来回走动，重复数次。

（4）让患儿趴在滚动的大圆桶内，慢慢向前滚动圆桶，患儿为保持身体平衡会不停地爬动。

（5）让患儿在蹦蹦床上跳跃，半小时左右。

（6）让患儿从滑梯上滑下，然后再爬上去，反复多次。

（7）患儿站在布袋内半蹲，双脚合拢，像袋鼠一样，一步一步地向前跳动，重复多次。

临床实践证明，将以上运动轮换进行，或者根据患儿身体及训练条件等情况选择其中几项进行，对患儿的康复具有明显的积极效果。但注意在训练时，要防止患儿产生恐惧和厌烦心理。

## 四、其他方法

帮助多动症患儿克服自卑感及恐惧心理，避免其受疲劳、紧张诸因素的刺激；督促患儿加强体质锻炼，保证起居有规律，并忌辛辣等刺激食物；家长应该对孩子进行心理辅导。为避免加重患儿的心灵创伤，家长和老师应多给予孩子一些耐心和爱心，帮助他们树立对抗疾病的信心。家长还应该监督孩子按照医生的嘱咐服药和复诊，因为对于患儿来说，不能骤减或停服药物，否则很可能会引起多动持续状态。

## 第十节　哪些饮食适合多动症患儿

饮食健康对每个人来说非常重要，对于多动症患儿更是如此，多摄入某些食物对其疾病的康复是大有裨益的。

## 一、哪些食物适合多动症患儿

### 1.注重蛋白质成分的摄入

蛋白质是构成神经细胞的重要成分，而优质蛋白如蛋类、鱼类、瘦肉等富含各种氨基酸，可以缓解多动症状。学龄前的儿童应保证每天1个鸡蛋，1袋250毫升的牛奶，蛋白质45～60克；学龄儿童则应保证每日至少300毫升牛奶，1～2个鸡蛋，其他动物性食品100～150克。多动症患儿应在此基础上适当增加蛋白质的摄入。

### 2.多吃一些富含DHA的食物

DHA为多不饱和脂肪酸，对脑细胞的发育有重要作用。DHA在鱼类中的含量较高，孩子常吃鱼有助于改善脑功能，提高智力。

### 3.多吃含卵磷脂和B族维生素的食物

卵磷脂和B族维生素参与体内物质代谢，有利于脑细胞对糖类的利用，且卵磷脂是脑组织的组成物质。富含卵磷脂和B族维生素的食物包括动物内脏及牛奶、鸡蛋、豆制品、瘦肉、种子、发酵食品等。另外，果仁、西瓜子、南瓜子、松子仁等坚果中，因含有油酸酯和亚油酸酯，对促进脑部发育有较好的作用。

### 4.多补充一些富含铁、锌的食物

虽然缺锌或者缺铁并不是所有多动症患儿的病因，但锌和铁对于脑部发育以及维持正常的脑功能是有益的。缺锌和缺铁会使神经介质的反应性受到影响，妨碍智力的发育和行为控制。因此，富含铁和锌的食物是患儿每日食物的必需元素。一般来说，每日锌、铁的摄入量应该在12～18毫克。含铁较多的食物有动物血、肝脏、瘦肉、牛肉、深色蔬菜；含锌较多的食物有牡蛎、奶制品、蛋类、花生、豆类、家禽、栗子、核桃、黑芝麻、肝脏等。

## 二、有助于缓解儿童多动症的营养食谱

儿童多动症是一种常见的儿童行为异常疾病。多动症患儿的膳食一定要合理安排，不能食用过于辛辣、油腻、刺激性的食品，如辣椒、肥肉、大蒜；保证每日饮水充足，多吃水分足、维生素多的蔬菜、水果等。下面就介绍一个营养食谱，对于缓解儿童多动症有显著疗效。

**花甲炒鸡心**

**功效**：补铁、补锌，滋补心脏，改善脑神经功能，缓解儿童多动症症状。

**原料**：花甲100克，鸡心300克，葱花5克，姜末5克。

**调料**：盐2克，植物油20克，香油5克。

**做法**：

（1）将花甲放入沸水中，煮至壳开后捞起，去壳后洗净备用。

（2）将鸡心剥除外层薄膜及血管，洗净后切片，入沸水中汆烫后捞出备用。

（3）炒锅加植物油烧热，爆香姜末，放入鸡心和花甲翻炒。

（3）炒至菜熟时，加入盐和葱花，淋上香油即可。

**专家提醒**

因遗传造成的多动症患儿，不宜服用水杨酸类药物，也不宜多用含水杨酸较多的食物，食品中少加调味品，更利于患儿的健康成长。

# 参考文献

［1］Veenman B，Luman M，Oosterlaan J. Further Insight into the effectiveness of a Behavioral Teacher Program Targeting ADHD Symptoms Using Actigraphy，Classroom Observations and Peer Ratings［J］. Front Psychol.2017；11（8）：1157.

［2］Roording-Ragetlie S，Klip H，Buitelaar J，Slaats-Willemse D.Working memory training in children with neuropsychiatric disorders and mild to borderline intellectual functioning, the role of coaching; a double-blind randomized controlled trial［J］.BMC Psychiatry. 2017, 28；17（1）：114.

［3］Daley D，Oord S V D，Ferrin M，et al. Practitioner Review：Current best practice in the use of parent training and other behavioural interventions in the treatment of children and adolescents with attention deficit hyperactivity disorder［J］. Journal of Child Psychology & Psychiatry，2017.

［4］Li Y，Du YS，Jiang WQ. Et al. Relationships between behavioral symptoms of non-medicated Chinese children with attention deficit hyperactivity disorder and parenting stress：comparison of different subtypes and comrobidities［J］. Asia-Pacific Psychiatry. 2016，8（2）：127-135.

［5］Platt LM，Koch RL. How the School Nurse Can Help Improve the Effectiveness of ADHD Medication［J］.NASN Sch Nurse. 2016 May；31（3）：153-7.

［6］Pelham WE ，Fabiano GA，Waxmonsky JG，et al. Treatment Sequencing for Childhood ADHD：A Multiple-Randomization Study of Adaptive Medication and Behavioral Interventions［J］.Journal of Clinical Child & Adolescent Psychology.2016；45（4）：396–415.

［7］Langberg JM，Dvorsky MR，Molitor SJ，ect.Longitudinal evaluation of the importance of homework assignment completion for the academic performance of middle school students with ADHD［J］. J Sch Psychol. 2016；55：27–38.

［8］Constantinidis C，Klingberg T. The neuroscience of working memory capacity and training［J］. Nat Rev Neurosci. 2016，17（7）：438–49.

［9］Graham AR，Benninger WB.Parental Perceptions of the Efficacy of Cogmed Working Memory Training［J］. Appl Neuropsychol Child. 2016，5（3）：73–79.

［10］van der Donk ML，Hiemstrabeernink A C，Tjeenkkalff A C，et al. Predictors and Moderators of Treatment Outcome in Cognitive Training for Children With ADHD［J］. Journal of Attention Disorders，2016.